AF385196

CONTRIBUTION A L'ÉTUDE CLINIQUE

DE LA

# SYPHILIS TERTIAIRE SCLÉROGOMMEUSE

## DU FOIE

## DU DIAGNOSTIC DE L'HÉPATHOSYPHILOSE TERTIAIRE

PAR

## Le D<sup>r</sup> Victor CAIRE

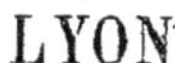

LYON

A. REY IMPRIMEUR-ÉDITEUR DE L'UNIVERSITÉ

4, RUE GENTIL, 4

1901

# CONTRIBUTION A L'ÉTUDE CLINIQUE

## DE LA

# SYPHILIS TERTIAIRE SCLÉROGOMMEUSE

## DU FOIE

---

### Du diagnostic de l'hépatosyphilose tertiaire

# SYPHILIS TERTIAIRE SCLÉROGOMMEUSE

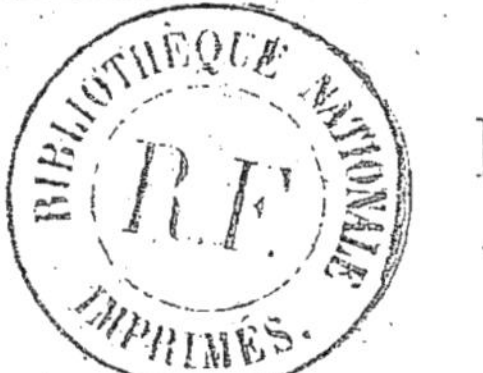

## DU FOIE

DU DIAGNOSTIC DE L'HÉPATOSYPHILOSE TERTIAIRE

PAR

## Le D<sup>r</sup> Victor CAIRE

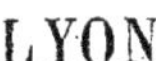

LYON

A. REY IMPRIMEUR-EDITEUR DE L'UNIVERSITÉ
4, RUE GENTIL, 4

1901

M. le professeur Mayet a bien voulu accepter la présidence de notre thèse, c'est un grand honneur qu'il nous fait et nous l'en remercions bien sincèrement. Nous devons à la clinique de M. le professeur Bondet deux observations inédites, dont une nous a été communiquée par M. le professeur agrégé Pic, actuellement chargé du service de la clinique.

Nous devons aussi à M. le professeur agrégé Devic notre observation III acompagnée de planches.

A tous nous témoignons notre reconnaissance la plus vive.

M. le D$^r$ Leclerc, médecin des hôpitaux, a toujours été pour nous et les nôtres d'un dévouement sans limites, qu'il reçoive ici l'expression de notre profonde gratitude.

Nous l'offrons aussi à M. le professeur agrégé Collet qui s'est toujours montré un maître plein de bonté pour nous.

C'est à notre ami de longue date, le D$^r$ Cade, moniteur de clinique dans le service de M. le professeur

Bondet, que nous devons la première idée de cette thèse ; il nous en a facilité la tâche, il a donc droit à des remerciements tout particuliers.

Nous ne saurions oublier enfin le D$^r$ Vial, interne des hôpitaux, nous avons largement mis à contribution et sa science et son amabilité, aussi est-ce avec plaisir que nous lui disons merci.

# INTRODUCTION

La vérole vieillie, a dit Ricord, a une mine honnête.
Pendant toute la durée de la période secondaire, les
accidents sont le plus souvent superficiels, présentent
un type clinique assez spécial, qui, dans la majorité
des cas, suffit à lui seul, et à première vue, à faire porter un diagnostic exact. Mais à la période tertiaire, la
scène change, les lésions deviennent profondes, plus
circonscrites, par contre plus tenaces, et perdent de
leurs caractères propres. Aussi le diagnostic en est-il
parfois difficile. Parmi les localisations de la syphilis
tertiaire, il en est une qui, par sa fréquence, sa symptomatologie assez vague, du moins dans un grand nombre de cas, a prêté longtemps à confusion. C'est la
syphilis du foie.

Que de malades sont morts de l'hépatosyphilose,
sans qu'on ait soupçonné l'origine, la nature du mal
dont ils étaient les victimes ! Il ne faudrait pas croire
cependant, que la symptomatologie du tertiarisme
hépatique soit absolument banale. Elle a quelquefois
des signes de race qui la font reconnaître; mais il faut
une grande expérience de cette pathologie spéciale
pour les découvrir, et, encore, l'analyse la plus subtile
des phénomènes n'y parvient pas toujours.

C'est ce qui nous a encouragé à rapporter quelques observations pour montrer la difficulté de son diagnostic, et la nécessité pour le clinicien de savoir rechercher à l'aide de nuances, parfois bien mal tranchées, la cause de l'affection.

Nous éliminerons d'emblée les manifestations secondaires de la syphilis. Leur époque d'apparition, leurs caractères propres, la coexistence d'autres accidents secondaires, la recherche du chancre dont il reste souvent alors des traces, mettent le clinicien sur la voie du diagnostic. Nous éliminerons de même la syphilis tertiaire à forme de dégénérescence amyloïde, et la syphilis héréditaire même tardive, pour nous borner à l'étude de la manifestation la plus fréquente de l'hépatosyphilose : le *foie sclérogommeux*.

Malgré toute l'importance du diagnostic, cette lésion n'est souvent qu'une trouvaille d'autopsie ; aussi étudierons-nous d'abord :

1° A quels signes on peut la reconnaître en clinique.

2° Comment la différencier, sur le vivant, des autres affections.

3° Quelles sont les lésions qu'elle détermine, et comment les différencier, à l'autopsie, des autres lésions hépatiques.

# SYPHILIS TERTIAIRE SCLÉROGOMMEUSE

## DU FOIE

---

### Du diagnostic de l'hépatosyphilose tertiaire

---

## CHAPITRE PREMIER

### SYMPTOMES DE L'HÉPATOSYPHILOSE SCLÉROGOMMEUSE

Les signes et les troubles fonctionnels qui révèlent la détermination de la syphilis sur le parenchyme hépatique, ne se montrent jamais au début de la lésion; celle-ci procède sourdement, d'une façon obscure, insidieuse, et ne se révèle que lorsque le foie est déjà sérieusement atteint.

### Période hypertrophique.

Il existerait toujours, d'après Chauffard, une première période d'hypertrophie, qui se manifeste par les quelques signes que nous allons énumérer.

*La douleur* ne consiste, pendant longtemps, que

dans une sensation de gêne, de pesanteur dans la marche ou dans les grands mouvements. La palpation et la percussion accroissent la souffrance ou la réveillent.

L'*hypertrophie hépatique* est souvent notée dès la première période, elle évolue avec lenteur, sans appareil inflammatoire[1], elle atteint quelquefois des proportions considérables ; mais souvent aussi la tuméfaction manque et le malade passe d'emblée dans la deuxième période que nous étudierons plus tard.

L'*ictère*, rarement noté, persiste pendant longtemps et est sujet à récidives. Quant aux autres symptômes de cette première période : troubles dyspeptiques vagues, diminution de l'appétit, anorexie, lenteur et insuffisance des digestions, ils occupent un rang très inférieur dans la hiérarchie des phénomènes morbides propres à la syphilis du foie. La preuve en est dans les surprises que ménage l'autopsie, quand on ne s'est fondé que sur eux pour étayer le diagnostic.

Les autres troubles sont beaucoup moins importants ; d'ailleurs, ce sont ceux qui s'observent dans toutes les affections hépatiques, quelle qu'en soit la nature. Cependant, nous voulons insister ici sur les *phénomènes douloureux*. Nous rapportons en effet l'observation d'une malade (obs. I) chez qui ces phénomènes

---

[1] Wunderlich signale de la température à type vespéral *(Das Verhalten der Gusgewärme in Krankheiten*, Leipsig, 1870).

Gerhardt prétend qu'elle serait très rare.

Elle est signalée encore par R. Hirschberg et A. Raïchline dans une hépatite syphilitique simulant le début d'une fièvre typhoïde (30 juin 1895. *Bulletin général de thérapeutique)*.

étaient très accentués à une période avancée de l'affection. Il nous paraît vraisemblable de les attribuer à un
processus de péritonite et tout particulièrement de
périhépatite concomitante.

Les troubles du côté du tube digestif sont nombreux
mais vagues ; et Lancereaux a fait, depuis longtemps,
remarquer à juste titre que l'intégrité relative des
fonctions intestinales, du moins pendant longtemps,
était dans les cas d'affection hépatique, un bon
symptôme en faveur de la syphilis. L'appétit diminue
et se perd, les digestions deviennent lentes, laborieu-
ses, incomplètes, et s'accompagnent d'éructations, de
vomissements muqueux et surtout d'évacuations diar-
rhéiques irrégulières [1]. La diarrhée a été notée cinq fois
sur sept (Leudet) ; nous l'avons trouvée dans les trois
quart au moins de nos observations à titre de symptôme
dominant, et il n'en est pas une où la diarrhée n'ait été
notée au moins une fois dans le courant de l'affection.
Les selles sont le plus souvent séreuses, quelquefois brunâtres et noirâtres, analogues à du marc de
café, ou même dysentériformes. Souvent des hémorragies se mêlent au flux diarrhéique : hémorragies
intestinales et souvent aussi hémorragies stomacales,
flux hémorroïdaire, noté déjà par Cirillo au commencement du siècle (1803).

La circulation générale est ralentie, au moins en
ce qui concerne la circulation veineuse des membres

---

[1] La diarrhée n'affecte jamais le type lientérique, les selles ne
sont pas argileuses (Rendu dans *Dechambre*). C'est encore
l'opinion de Westlar, Zur Diagnostic in Therapie der syphili-
tischen Wochsleber *(Deutsche Klinik*, 3 et 10 avril 1869).

inférieurs : œdèmes des jambes, du scrotum, indépendants de la cachexie et de l'albuminurie.

## Période atrophique

C'est elle qui s'offre le plus souvent à l'observation clinique, et ici, c'est encore sur les symptômes physiques qu'il faut s'appuyer avant tout, pour se rendre compte de la forme anatomique particulière de syphilis hépathique que l'on a sous les yeux, et aussi pour porter le diagnostic même de syphilose hépathique tertiaire.

Les phénomènes n'ont pas la même simplicité que dans la première période, parce qu'ils n'évoluent point avec la même régularité. Il se produit dans le foie une véritable anarchie, où les tumeurs gommeuses, la cirrhose, les hypertrophies partielles, et peut-être compensatrices (thèse de Kahn, Paris 1896), la dégénérescence graisseuse et amyloïde, la sclérose des vaisseaux avec l'ischémie consécutive se mêlent, s'intriquent, en quelque sorte, pour rendre la scène plus grave et le pronostic plus délicat. Aussi, les signes sont-ils nombreux, et leur abondance ne supplée pas à l'insuffisance de chacun d'eux.

C'est autour de la *déformation et des changements de volume du foie* que gravite toute la symptomatologie, dans cette période. Au moyen de la palpation et de la percussion, on arrive généralement à constater que, dans son ensemble, il a subi une notable diminution ; mais cette diminution est rarement uniforme, générale. Tandis que certaines parties ont à peu près complètement

disparu, d'autres, par contre, sont devenues volumineuses. Il y aurait là de quoi dérouter, si on ne savait que ces
grandes déformations sont précisément un des caractères
les plus significatifs de la syphilis tertiaire du foie. Le
lobe droit s'enfonce sous les côtes, s'y dérobe et devient
inaccessible ; le gauche s'étale comme une tumeur
volumineuse sur la région épigastrique. Plus fréquemment ce sera le contraire, le lobe gauche sera réduit à
une mince languette, et le droit descendra jusqu'à l'ombilic. Le bord libre reste rarement régulier, on sent
par la palpation qu'il a perdu son tranchant, qu'il s'est
épaissi et arrondi, que des scissures profondes l'ont
rendu inégal, irrégulier, et l'ont couvert de bosselures.
La surface du foie présente les saillies, les nodosités,
les lobules que produit la segmentation cirrhotique.

Par une palpation très minutieuse, enfin, on recon-
naît parfois que le glissement de la paroi abdominale sur le foie n'a plus lieu pendant les mouvements
respiratoires, et que l'organe est immobilisé par
les adhérences de la périhépatite dans la vaste loge
de l'hypocondre. Sans ces déformations, on serait,
le plus souvent, fort embarrassé pour diagnostiquer
l'affection.

Quels sont donc les autres symptômes qui pourraient
venir en aide ? A côté des signes fournis par l'explo-
ration hépatique, les auteurs s'accordent à noter *l'hypertrophie de la rate*, qui aurait, à leur point de vue, une
grande valeur diagnostique.

*L'ascite* a sans doute une importance capitale, mais
nous verrons qu'elle n'existe pas dans tous les cas ;
d'ailleurs, c'est un phénomène souvent *tardif*, n'appa-

raissant que lorsque le système porte est fermé, et gênant alors le diagnostic, en masquant les déformations du bord libre du foie. Cependant, la présence d'une ascite, dont on ne trouvera pas la cause dans une affection cardiaque ou péritonéale, chez un individu jeune, sans antécédents alcooliques, sera d'une grande importance au point de vue du diagnostic de l'affection, surtout, si elle se développe avec beaucoup de lenteur et progressivement, et si elle subit comme des temps d'arrêt, suivis de nouvelles poussées.

L'*ictère* est rare à la période atrophique. Au début de cette période les vaisseaux biliaires sont indemnes, pas d'angiocholite, même catarrhale ; plus tard, les voies biliaires sont bien étranglées par le processus de sclérose, mais à ce moment les cellules sont à peu près détruites : le seul ictère possible serait un ictère à pigments modifiés, un ictère métapigmentaire. Or on sait le peu de pouvoir tinctorial de l'urobiline et de ses dérivés ; aussi l'ictère est rare et se réduit dans la plupart des cas à une teinte jaune terreuse des téguments. Sur plus de cinquante observations que nous avons consultées, c'est à peine si l'ictère orthopigmentaire a été noté dans un quart des cas.

Le foie, à ce moment, est totalement perdu pour la fonction ; aussi apparaissent les grands symptômes de l'*insuffisance hépatique.*

*La quantité d'urine est diminuée.* Nous avons noté, dans nos différentes observations, des moyennes variant entre 700 et 1000 grammes, en dehors de toute affection cardiaque concomitante. Il existe, dans tous les cas, une *diminution considérable de l'urée* : 7

à 10 grammes par jour et même moins (obs. II et III, où l'urée a été soigneusement dosée). Le 1ᵉʳ novembre, avant l'administration de la théobromine, le malade évacuait seulement 2 grammes d'*urée*. *L'urobiline* a été notée dans l'observation III, et M. Métroz, pharmacien en chef de l'hôpital de la Croix-Rousse, avoue n'en avoir jamais vu autant. Dans les autres observations, il n'en est pas fait mention ; mais, sans aucun doute, on aurait pu retrouver en grande abondance ce pigment du foie malade. Quant à la *toxicité urinaire*, nous ne connaissons aucun cas où la recherche en ait été pratiquée ; mais ce que nous savons du rôle antitoxique du foie et de sa diminution au cours des affections hépatiques, nous permet de la supposer toujours diminuée. Les poisons ne sont plus éliminés par la grande voie de dépuration hépato-rénale ; aussi s'accumulent-ils dans l'organisme, et le malade, souvent miné à la fois par la cachexie syphilitique et par la cachexie hépatique, est-il emporté rapidement dans le marasme.

Peau ridée, desséchée, plombée, avec teintes bronzées ou jaunâtres ; affaiblissement des forces, diminution de la température ; on croirait être en présence de véritables cancéreux, et, par le fait, le pronostic n'est guère plus favorable, du moins dans la grande majorité des cas. La mort par cachectisation progressive est, en effet, la terminaison ordinaire de la syphilis hépatique, à moins que des accidents spécifiques cérébraux ou que des hémorragies n'emportent brusquement le malade.

Nous mentionnerons, seulement pour mémoire, la

transformation possible d'un épanchement séro-fibrineux en un épanchement purulent, à la suite d'une paracentèse. Un tel accident est heureusement rare depuis la période de l'antisepsie, et, sans aucun doute, les malades des observations VIII, X, XI mourraient aujourd'hui de cachexie hépatique, et non de péritonite purulente.

# CHAPITRE II

## DIAGNOSTIC

De tous ces signes que nous venons d'étudier lon-
guement, quels sont ceux qui nous serviront à porter
le diagnostic de la maladie qui nous occupe?

Les *douleurs*, qui sont les premières en date, mais
qui peuvent persister et même devenir très vives à une
période avancée ( obs. I), sont sans doute un bon signe
de syphilis hépatique, mais elles se rencontrent dans
un si grand nombre d'affections, qu'on ne saurait se
fonder sur elles pour poser le diagnostic. Toutes les
cirrhoses, quelle qu'en soit l'origine, se traduisent, au
moins au début, par une sensation de gêne, de tension
à l'hypocondre droit. Le foie cardiaque, avant même
la période de cirrhose, détermine des douleurs loca-
lisées à la région hépatique. Nombreuses enfin sont les
affections de l'estomac, du péritoine périhépatique, de
la vésicule biliaire, sans compter les affections de la
plèvre diaphragmatique, qui déterminent des douleurs
sourdes, capables d'en imposer pour des douleurs hépatiques, et s'accompagnent comme elles de la douleur
scapulaire considérée comme pathognomonique. Aussi

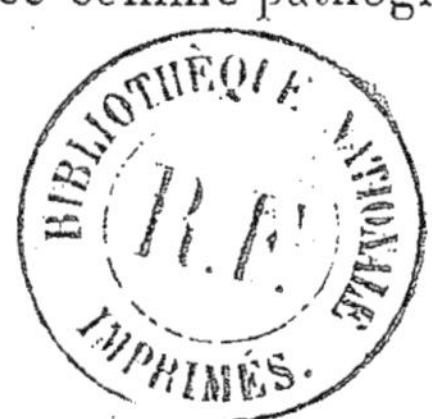

l'apparition des douleurs est-elle un symptôme médiocre de syphilis hépatique.

L'*ascite* nous sera-t-elle d'un grand secours? Sans doute, c'est un phénomène de grande valeur, et tous nos malades ont subi, à plusieurs reprises, la paracentèse. Mais l'ascite est un symptôme commun à tant d'affections! Le péritoine, on l'a vu depuis longtemps, est le lieu où se traduisent cliniquement les affections non seulement du péritoine, mais aussi celles du cœur et du foie, et ce sont précisément ces affections qui simulent l'hépatosyphilose tertiaire. C'est à peine si l'analyse chimique, bactériologique et cytologique du liquide retiré par ponction, viendra mettre en relief la présence d'une péritonite bacillaire ou d'une péritonite néoplasique. On peut différencier cliniquement l'ascite d'origine cardiaque de l'ascite d'origine hépatique, et même peut-on attribuer des caractères différentiels aux ascites symptomatiques des diverses affections hépatiques : cirrhose biveineuse hépatique, cancer du foie, kystes du foie, foie impaludique, sans compter la pyléphlébite et l'hépatosyphilose qui nous occupe. Cependant, tous les auteurs : Lancereaux, Bourrel (thèse de Paris, 1884), Mauriac (*Traité de la syphilis tertiaire*, 1889), s'accordent à attribuer à l'ascite, surtout quand elle se reproduit avec une facilité étonnante, quand elle cesse sans cause et reparaît de même, une assez grande valeur diagnostique. Nous ajouterons à ceci l'*apparition tardive* de l'ascite, ainsi que cela a été noté dans certaines de nos observations, l'*évolution particulière* avec souvent *allures subaiguës* et poussées irrégulières de l'épanchement péritonéal.

Mais toute médaille a son revers; si l'ascite est un élément de diagnostic, elle gêne par sa présence l'examen méthodique du foie. Comment palper un foie dont le bord libre, déjà rétracté sous les fausses côtes, plonge dans une dizaine de litres de liquide? La ponction permet bien d'évacuer le liquide et de rechercher la *lobulation pathologique* du foie, mais encore faut-il compter avec les adhérences qui unissent le foie aux organes voisins et surtout avec la périhépatite qui englobe tout l'organe. Sur 17 cas, Frerichs a trouvé 4 fois le volume de la glande diminué, 7 fois normal et 6 fois augmenté. Le contraste entre l'hypertrophie d'un lobe et la disparition ou au moins l'atrophie de l'autre, est bien spécial à la syphilis hépatique, mais tantôt c'est le lobe droit qui est atrophié; tantôt c'est le lobe gauche, et d'ailleurs ces transformations sont tardives, n'apparaissent pas forcément, et souvent n'appartiennent pas exclusivement à la syphilis. Dans quelques cas, la forme de l'organe est peu altérée, et c'est à peine si sur sa face supérieure existent des dépressions cicatricielles qu'il est à peu près impossible de percevoir à travers la paroi abdominale.

Plus l'affection hépatique avance dans son évolution plus le diagnostic est difficile. Le foie est de plus en plus rétracté, l'ascite de plus en plus considérable. Les œdèmes, la teinte jaune ou brune des téguments, la cachexie et le marasme, les troubles digestifs, les phénomènes douloureux, tout concourt à faire penser à une affection néoplasique ou bacillaire, ou encore à l'impaludisme. Il n'est pas jusqu'à l'hypertrophie de la rate, jusqu'à la diminution de la quantité d'urine et aux modifications chimiques de sa composition et de ses propriétés, qui ne mettent sur la voie d'un diagnostic inexact. Si donc rien dans le tableau clinique ne permet, dans un grand nombre de cas, de soupçonner l'origine syphilitique d'une affection hépatique, aurons-nous au moins la ressource des *notions étiologiques* et le *traitement* pierre de touche?

Sans doute, dans bien des cas, en présence d'un sujet jeune, sans antécédents autres qu'une syphilis aussi nettement constatée que négligemment traitée, et porteur d'une affection hépatique, on sera autorisé à porter le diagnostic d'hépatosyphilose. Mais combien de malades sont syphilitiques sans le savoir! Tous les syphiligraphes s'accordent à en admettre au moins 40 sur 100 et même plus. Combien sont des syphilitiques avérés, et refusent de l'avouer, suivant d'ailleurs le vieil adage *omnis syphiliticus mendax* ! Combien d'autres avouent leur syphilis, et en même temps, d'autres diathèses, d'autres intoxications capables de produire, à elles seules, des lésions profondes du parenchyme hépatique ou des viscères voisins! Un malade sera alcoolique (obs. II, III, IV, VII, XII), un autre sera nettement paludéen, un troisième bacillaire. En présence d'une telle complexité, on conçoit qu'il soit très difficile de rechercher le *primum movens* de l'affection, et de faire la part de chacun des facteurs étiologiques.

Cependant, la coexistence des lésions spécifiques tertiaires, soit cutanées, soit bucco-pharyngées, soit osseuses, sont d'une grande utilité, et le clinicien ne devra jamais négliger l'examen du squelette, l'examen des voies digestives ou respiratoires supérieures, des organes génitaux externes etc. C'est souvent l'apparition d'une exostose tibiale ou frontale, d'une petite ulcération laryngée, d'une perforation récente de la cloison ou du voile, qui met, dans le courant d'une affection hépatique à symptomatologie peu nette, le clinicien sur la voie d'un diagnostic exact.

Quand il s'agit du diagnostic de lésions syphilitiques d'un organe interne, il faut se rappeler que l'existence d'une syphilis actuelle ou acquise ne prouve pas qu'une lésion grave d'un de ces organes soit de nature syphilitique, mais seulement qu'il peut en être ainsi (Gerhardt, *Semaine médicale*, 1898).

L'influence du *traitement spécifique* aurait plus de valeur ; mais encore, pour l'instituer, faut-il avoir pensé à la possibilité de la syphilis, et souvent le traitement, à une période avancée de l'affection, est impuissant à faire rétrocéder des lésions spécifiques, surtout dans les formes scléreuses. La sclérose hépatique, aussi bien que la sclérose cérébrale, ne cède pas aux médications kydrargyriques ou iodurées, qui sont contre les gommes d'un si précieux secours.

C'est donc moins sur chacun des symptômes pris isolément, que sur leur réunion chez le même individu, sur leur apparition progressive et leur date d'apparition, sur la marche spéciale, par poussées, de l'affection, qu'il faudra appuyer le diagnostic. Cependant, la constatation d'une surface hépatique indurée et très irrégulière (foie ficelé) sera, quand on pourra la percevoir, un symptôme de grande valeur.

# CHAPITRE III

## DIAGNOSTIC DIFFÉRENTIEL

Quelles sont donc les affections susceptibles de simuler l'hépatosyphilose sclérogommeuse ? Nous ne saurions évidemment tout passer en revue, et parler des cas rares ; tel celui, rapporté par Alling et Franz Riedel, où une partie du foie avait été détachée du viscère par la sclérose, et semblait indépendante de l'organe dont elle ne suivait plus les mouvements, et avait été prise pour un kyste du mésentère ; tel encore le cas rapporté par Gerhardt *(lôco citato)* où, chez un syphilitique présentant des accidents tertiaires, un anévrisme de la pancréatico-duodénale formait au-dessous du bord du foie, une grosse tumeur qui fut prise pour une gomme. Ces cas sont évidemment rares, mais il en est de plus fréquents, où la syphilis du foie simule des affections communes et où le diagnostic est très difficile. C'est justement sur ces cas que nous voulons insister.

L'hépatosyphilose a été confondue en clinique avec la cirrhose alcoolique (obs. III, IV, XI), avec la cirrhose paludéenne, plus rarement avec la tuberculose du foie ou la cirrhose hypertrophique, et toutes les tumeurs du foie, même les tumeurs bénignes ou parasitaires (obs. XIII, XIV, XVI), avec le foie cardiaque (obs. II), avec les néoplasmes de l'estomac, du péritoine, avec la péritonite tuberculeuse (obs. I, V, VI, VII). Quels sont les éléments de ce diagnostic?

Et d'abord *avec la cirrhose alcoolique*. Celle-ci survient plutôt à une période plus avancée de la vie, quarante ans et plus, chez les individus qui ont abusé de l'alcool sous toutes ses formes, et qui présentent déjà un assez grand nombre de troubles nerveux, importants dans l'espèce : fourmillements, crampes dans les membres, paralysies partielles surtout des membres inférieurs, rêvasseries nocturnes affectant le type professionnel, attaques de délirium tremens. Mais à part ces *notions étiologiques*, sur lesquelles il ne faudrait pas uniquement se fonder, les syphilitiques pouvant être et étant aussi bien que les autres entachés d'alcoolisme, ce tableau clinique est assez ressemblant. Même début par du météorisme, par de l'ascite, par de l'hypertrophie du foie suivie d'atrophie, mêmes troubles digestifs à la période d'état, mêmes troubles circulatoires, tout semble donc égarer le clinicien.

Il existe cependant un assez grand nombre de nuances susceptibles de l'éclairer. C'est, dans la cirrhose alcoolique, le début se faisant toujours par des troubles digestifs, par du météorisme abdominal (les vents précèdent la pluie, Portal) ; l'absence presque constante de l'ictère, la présence de la tuméfaction splénique, et surtout deux phénomènes sur lesquels l'attention doit toujours être attirée : l'*atrophie régulière* du foie dans la cirrhose alcoolique, contrastant avec les *altérations irrégulières* du foie ficelé, et ensuite la *marche progressive* de l'affection cirrhotique en face des *alternatives* de rémission et d'aggravation de l'hépatosyphilose. Ces deux caractères seraient pathognomoniques, si le foie spécifique était toujours coupé de gros tractus scléreux, isolant de grosses gommes, mais nous avons vu qu'il n'en était pas toujours ainsi, d'ailleurs la marche de l'affection peut être assez lente dans la cirrhose alcoolique. Nous avons vu un malade, atteint en janvier 1898 d'une cirrhose alcoolique datant déjà de plusieurs mois, et retrouvé en juillet 1900, portant allégrement sa cirrhose n'ayant pas progressé pendant trente mois au moins.

Quant à la glycosurie alimentaire signalée dans la maladie de Laennec (Colrat, Lyon 1875 ; Lépine, 1876), elle manquait chez le malade de l'observation III, le seul chez lequel elle ait été recherchée. Nous ne pouvons tirer aucune conclusion de cette observation isolée, et de nouvelles recherches sont nécessaires.

Aussi le diagnostic reste-t-il quelquefois en suspens et penche le plus souvent vers la cirrhose, affection plus commune et vers laquelle se dirige plus ordinairement la pensée du clinicien.

Le diagnostic entre l'hépatosyphilose et les altérations du foie produites par l'*impaludisme* chronique, est plus difficile encore. C'est ici que la notion d'accidents paludéens antérieurs, que le volume considérable de la rate montrant, sous le rebord des fausses côtes, un bord irrégulier qui peut descendre jusqu'à l'ombilic, aura une grande importance. Mais souvent cette hypertrophie de la rate, cette cachexie spéciale du vieux paludéen existe à un degré moins considérable, il est vrai, mais toujours réel, chez les spécifiques atteints d'hépatosyphilose (obs. III) ; aussi les erreurs sont-elles nombreuses. Si elles ne sont pas encore plus fréquentes, cela tient évidemment à la rareté dans nos climats des manifestations spécifiques du paludisme. Le *cancer massif du foie* est ordinairement facile à reconnaître ; il frappe des individus plus âgés et donne moins de troubles hépatiques, l'ictère y est très rare, au moins pendant longtemps, l'ascite plus tardive, par contre les troubles digestifs plus précoces et plus intenses. Le foie est lisse, augmenté de volume dans son ensemble ou dans tout un lobe ; cette augmentation est très rapidement progressive, et la main la perçoit d'autant mieux qu'il n'existe pas d'ascite. Mais il est une autre forme de cancer du foie qui simule mieux l'hépatosyphilose ; nous voulons parler du *cancer nodulaire*. Le foie est ici déformé comme dans la syphilis hépatique sclérogommeuse ; il existe toujours de l'ascite, qui masque la face antérieure et le bord libre de l'organe. Cependant, si l'on vient à évacuer le liquide ascitique fréquemment hémorragique, on pourra, dans quelques cas, sentir dans les deux lobes du foie de petites tumeurs marronnées, sans adhérences avec les parties voisines, sans périhépatite.

Enfin l'apparition de l'ictère, presque constant dans le cas de tumeurs nodulaires du foie, pourra mettre sur la voie du diagnostic probable, car nous avons vu l'ictère être un symptôme assez rare de syphilis hépatique, dans la forme qui nous occupe.

Le *foie cardiaque* se reconnaîtra plus facilement par son étiologie, et surtout par la notion d'une lésion cardiaque concomitante ; chez le malade de notre obser-

vation II, la présence d'une insuffisance mitrale, datant
de l'enfance, avait longtemps égaré le diagnostic.
Celui-ci a pu être porté, en raison de la discordance
entre l'état du foie et les troubles fonctionnels qu'il dé-
terminait, d'une part, et l'état du cœur et de la circulation d'autre part. On sait bien que certains cardiaques
peuvent présenter une symptomatologie hépatique pré-
dominante, et faire, en quelque sorte, suivant l'expression de Hanot, leur *asystolie dans le foie*. Néanmoins,
il existe des signes d'insuffisance myocardique qu'un
examen soigneux peut mettre en évidence : le pouls
offre des modifications (rapidité, irrégularité, petitesse,
etc...) ; il est rare qu'il n'existe pas un œdème, du
moins léger, des extrémités ; il y a des troubles de la
circulation pulmonaire, des modifications de la sécré-
tion urinaire, etc... En outre de cette discordance
entre l'état du foie et l'état du cœur, le diagnostic s'est
basé aussi sur les signes fournis par la palpation après
évacuation de l'ascite. La constatation de la dureté et
des irrégularités de l'organe, donnant bien l'impression
d'un foie ficelé, a permis d'affirmer l'hépatosyphilis.
Néanmoins, il paraît probable que la lésion cardiaque
(mitrale) a pu, par des modifications au moins pas-
sagères de la circulation du foie, créer dans cet
organe un *locus minoris resistentiæ* où a pu s'ins-
taller et évoluer, sous la forme scléreuse, le processus
spécifique. On devra donc se baser sur la marche spéciale de l'affection, sur les alternatives d'augmentation
et de diminution de volume du foie à chaque crise d'a-
systolie le faisant ressembler, suivant l'expression imagée
de Hanot, « à un véritable accordéon », et aussi sur la dis-

cordance entre l'état de la circulation et les phénomènes
hépato-péritonéaux, enfin, et surtout, sur les résultats
de la palpation, quand celle-ci peut être pratiquée.

La *péritonite tuberculeuse* ou la *péritonite néoplasique* se reconnaîtront plus facilement, si on a soin
d'examiner attentivement le liquide retiré par la ponction. Dans le cas de péritonite cancéreuse, le liquide
sera plus ou moins teinté de sang, parfois franchement
hémorragique. Dans le cas de péritonite tuberculeuse,
la recherche du bacille de Koch, par l'inoculation au
cobaye, les caractères de l'épanchement (épanchement
cloisonné, absence de flot lombo-abdominal direct ou
croisé, pas de déplacement de la matité), la douleur, la
fièvre, les phénomènes généraux, les troubles digestifs
et, en particulier, la diarrhée, viendront suffisamment
eclairer le diagnostic. Dans notre observation III, par
exemple, l'absence des lésions chez le cobaye inoculé
aurait pu faire rejeter l'hypothèse plausible d'une péritonite bacillaire, si la cachexie n'avait emporté antérieurement le malade. Cependant, ce seul signe négatif
constitue une simple présomption. On sait qu'il faut
certaines conditions pour pouvoir lui accorder une
réelle valeur, bien entendu lorsque le résultat est
négatif. Les divers auteurs qui ont étudié les épan-
chements des séreuses, et en particulier les épanche-
ments pleuraux (Chauffard et Gombault, Peron,
Le Damany, etc...) ont bien insisté sur la technique à
suivre pour éviter les causes d'erreur, et ont montré
surtout qu'il fallait, dans bien des cas, injecter au cobaye
des doses considérables de liquide pour obtenir sa
tuberculisation.

L'hépatosyphilose, surtout lorsqu'elle est arrivée à un stade assez avancé et s'accompagne de cachexie, peut parfaitement simuler un *néoplasme gastrique* avec généralisation hépatique. On trouve, en effet, un ensemble de signes qui, d'emblée, évoquent ce diagnostic (douleurs, vomissements, hématémèses, amaigrissement, anorexie, foie irrégulier et mamelonné, etc.). On pense, évidemment, alors à un cancer de l'estomac propagé secondairement au foie. L'élimination de ce diagnostic peut être vraiment presque impossible ; elle eût été particulièrement difficile dans notre observation I, si les renseignements fournis par le chirurgien n'étaient venus faciliter le diagnostic.

Le diagnostic clinique de l'hépatosyphilose est donc très difficile, et souvent il ne se fait qu'à l'autopsie. Il nous reste donc à étudier dans un dernier chapitre les lésions tertiaires du foie.

# CHAPITRE IV

## ANATOMIE PATHOLOGIQUE DE L'HÉPATO-SYPHILOSE SCLÉROGOMMEUSE

Nous n'entrerons pas ici dans de longs détails, ayant voulu surtout faire une étude clinique ; nous étudierons seulement les lésions essentielles qui, à l'amphithéâtre, nous permettront de porter un diagnostic, ferme cette fois, d'hépatosyphilose.

La syphilis tertiaire peut déterminer des lésions hépathiques multiples. Tantôt il s'agit de *gommes* de volume variable, pouvant atteindre la grosseur d'un œuf ou même davantage ; tantôt il s'agit d'une *cirrhose* d'aspect particulier, labourant le parenchyme hépatique et « ficelant », en quelque sorte, l'organe. Mais la gomme et la sclérose sont le plus souvent *associées*. La gomme présente même toujours à sa périphérie une coque fibreuse, et dans les nappes scléreuses de la cirrhose syphilitique, on retrouve toujours quelques petits îlots de cellules jeunes, arrondies, à gros noyau, fortement colorables, ordinairement groupées au voisinage d'un vaisseau, et qui ne sont autre chose que les gommes miliaires. C'est là la signature de la nature de la lésion.

L'association de la sclérose et de la gomme est donc le fait normal : ordinairement les gommes, plus ou moins volumineuses, sont entourées d'une coque fibreuse, et séparées les unes des autres par un parenchyme traversé de nappes fibreuses plus ou moins larges. C'est donc le foie sclérogommeux ou forme ordinaire de l'hépatosyphilose tertiaire que nous aurons surtout en vue dans notre description. Tantôt les gommes sont nettement prédominantes (obs. I), tantôt c'est la sclérose (obs. III). Et suivant cette prédominance, le foie pourra présenter un volume et un aspect variables ; dans le premier cas, il pourra être augmenté de volume, bourré de noyaux plus ou moins volumineux, et pouvant rappeler jusqu'à un certain point, au premier abord, un foie bourré de masses néoplasiques. Dans le second cas, il sera le plus ordinairement diminué de volume et de poids, très irrégulier comme surface (l'organe pesait 1230 dans l'obs. III, et 1200 dans l'obs. IV). Cependant, cette atrophie n'est pas constante. Par contre, ce qui se rencontre toujours, c'est cette forme spéciale du foie que Laucereaux compare avec raison au rein des jeunes veaux, et que les auteurs décrivent sous le nom de foie ficelé. Le foie n'est plus qu'un conglomérat de mamelons, de lobules cimentés à leur base par du tissu fibreux se continuant avec les brides de la périhépatite. Les dépressions sont loin d'être égales, il en est de larges et peu profondes, d'autres sont étroites et très profondes, les unes sont linéaires, les autres froncées ou stellaires, le plus beau désordre semble avoir présidé à leur répartition.

Nous ne parlerons point ici d'autres lésions telles que amylose, dégénérescences cellulaires diverses, qui sont le plus souvent associées ou secondaires.

Dans toutes les autopsies de foie sclérogommeux, on trouve à l'ouverture de l'abdomen une *périhépatite* dont l'intensité paraît en rapport avec les altérations du parenchyme. Elle donne des adhérences nombreuses qui réunissent le foie aux viscères voisins et au diaphragme. Le tissu conjonctif périhépatique présente des formes et des degrés variables, depuis les tractus celluleux lâches jusqu'au tissu scléreux dense qui unit étroitement le foie aux organes voisins, surtout au niveau du ligament suspenseur.

Nous ne saurions trop insister sur la fréquence et l'importance de cette périhépatite. Il faut probablement rechercher là la cause des phénomènes douloureux, souvent initiaux et parfois très violents (observ. I) présentés par les malades.

Nous ne voulons point décrire en détail les altérations macroscopiques que l'examen soigneux du foie met en évidence, puisque nos observations ne font que confirmer les données des classiques. Nous ne décrirons pas l'aspect de la gomme, soit à la phase de *crudité* (avec sa consistance ferme, sa coloration jaunâtre, sa surface sèche, élastique, terminée par une ligne anguleuse et non circulaire), soit à sa phase de *ramollissement*, pouvant aller jusqu'à la formation d'une bouillie d'apparence laiteuse [1].

Nous ne décrirons pas non plus l'aspect offert par la surface de coupe du foie ficelé, où l'on voit la lobulation

---

[1] A l'œil nu, elles se composent de trois zones distinctes (Cornil. *Leçons sur la syphilis*, 1875) : 1° la partie centrale de la tumeur, qui est gris jaunâtre, opaque ou caséeuse ; 2° la coque fibreuse semi-transparente qui l'entoure ; 3° le tissu jaune ocreux du foie.

se continuer sous l'épaisseur du parenchyme. Des tractus, des brides fibreuses s'entrecroisent dans tous les sens, et forment une trame à larges mailles dans lesquelles est comprimé le tissu hépatique.

Il en résulte un mamelonnement semblable à celui de la superficie. Dans les mailles dessinées par les bandelettes fibreuses, se trouvent des lobules à cellules altérées.

Au point de vue histologique, on trouve dans le foie sclérogommeux des altérations très variables. En général, sur une coupe, ce qui frappe, c'est l'existence de travées de tissu conjonctif fibreux, larges, formant des mailles irrégulières. Le tissu conjonctif contient un certain nombre de vaisseaux ordinairement capillaires, mais les canalicules biliaires sont ordinairement peu nombreux et comme étouffés par le processus sclérosant. Les vaisseaux peuvent être remplis par un thrombus.

Dans l'épaisseur de ces travées fibreuses, on trouve des gommes miliaires, souvent au voisinage des vaisseaux. Ces gommes microscopiques sont constituées par des cellules embryonnaires plus ou moins serrées les unes contre les autres, avec un noyau que les réactifs de la chromatine teignent avec intensité, et un protoplasma peu abondant.

Dans les mailles de ce réseau fibreux, les lobules hépatiques ne sont plus que difficilement reconnaissables. L'architecture en est profondément remaniée. Les travées de cellules hépatiques sont plus ou moins dissociées : ces cellules elles-mêmes sont dégénérées, présentant du pigment, des granulations graisseuses,

Les noyaux peuvent devenir difficilement colorables, indiquant bien que l'élément est en voie de régression pathologique.

Au milieu de ces lésions on voit, si la coupe a intéressé une gomme un peu plus volumineuse et caséifiée, celle-ci représentée par une substance amorphe, granuleuse ou vaguement fibrillaire, prenant difficilement les réactifs colorants, se teignant, par exemple, en rose pâle par l'éosine. Cette caséification, lorsque la lésion est avancée, est massive et se trouve directement limitée sur ses bords par du tissu fibreux. Cette gomme ancienne est donc totalement dégénérée, et à la périphérie on ne trouve pas cette zone d'infiltration embryonnaire, cet anneau inflammatoire que présentent les tubercules.

D'ailleurs les cellules géantes sont rarement notées : elles n'ont pas été trouvées dans les deux cas dont nous rapportons plus loin les observations (obs. I et III) où l'examen histologique a été fait.

Diagnostic des lésions. — Le diagnostic histologique est en général aisé, et nous venons de faire remarquer ses principaux éléments (absence ordinaire de cellules géantes, caséification massive de la gomme, et surtout absence de bacilles de Koch).

Ce n'est guère qu'avec la tuberculose qu'on pourrait confondre les lésions du foie sclérogommeux ; les diverses cirrhoses (cirrhoses veineuses, cirrhoses biliaires) ont des caractères de différenciation assez nets pour que nous n'y insistions pas, et d'ailleurs l'examen macroscopique ne permet pas l'erreur et ne nécessite pas les lumières microscopiques.

Ces altérations macroscopiques du foie, sont ordinairement pathognomoniques. Les cicatrices gommeuses ne seront évidemment pas confondues avec les dépressions transversales qui, chez la femme, résultent de l'usage abusif du corset ou de l'empreinte des dernières côtes. Les cicatrices traumatiques sont très rares.

*La cirrhose de Laennec* se reconnaîtra à son foie souvent plus petit, plus verdâtre, parsemé de légères dépressions laissant entre elles de petites saillies grosses comme un petit pois, toutes à peu près égales et recouvertes d'un enduit blanchâtre (« foie porcelainé » de Curchmann). La capsule de Glisson est peu épaisse et n'adhère que rarement aux organes voisins. La prolifération conjonctive est surtout ordonnée par rapport aux lobules (cirrhose biveineuse), et il n'existe pas de gommes.

Le *foie cardiaque* ne saurait être confondu avec le foie sclérogommeux. Sa coloration spéciale, sa consistance uniforme, sa surface lisse, lui donnent une physionomie spéciale.

*La tuberculose du foie*, dans ses formes vulgaires (stéatose, cirrhose avec dégénérescence graisseuse), ne prête guère à la confusion. Quant aux tubercules, ils sont rarement volumineux, et l'examen histologique ne saurait laisser de doute. Il est en particulier une forme où cet examen peut être indispensable, c'est le foie ficelé tuberculeux (Hanot et Gilbert). On trouve d'ailleurs, dans ces cas, ordinairement des lésions dans d'autres organes, particulièrement les poumons (loi de Louis), qui accusent le passage du bacille de Koch.

Quant au *cancer*, le diagnostic anatomo-pathologique sera facile. Sous quelque forme qu'il se présente : gros noyaux du cancer massif, avec zone centrale rougeâtre, hématique ; masses plus petites, plus marronnées et souvent ramollies, fluctuantes, du cancer nodulaire ou de l'adénome, suffisent à faire éviter l'erreur. D'ailleurs dans le cancer la périhépatite est rare, et, si besoin était. Le microscope trancherait immédiatement le diagnostic.

# CHAPITRE V

## OBSERVATIONS

### OBSERVATION I (inédite).

(Clinique de M. le professeur Bondet.)
(Observation rédigée par M. Cade, interne du service.)

*Syphilis hépatique scléro-gommeuse.*

T. C..., quarante ans. Entre le 9 décembre 1899, dans le service de M. le professeur Bondet, salle Bénédict Teissier, n° 3.

Père mort à soixante-quatorze ans, avec probablement une maladie de foie. Mère vivante, âgée de soixante-douze ans, bien portante. A perdu un frère et une sœur en bas âge ; a encore deux sœurs dont l'une est en bonne santé, et dont l'autre a présenté une affection grave des deux yeux et y voit très peu.

Mariée il y a neuf ans, a un enfant bien portant ; a fait un accouchement prématuré à huit mois. Ménopause il y a huit mois.

Pas d'alcoolisme.

Le passé pathologique de la malade est chargé. A l'âge de neuf ans, à la suite d'une vive frayeur, elle perdit l'usage de la parole, qui revint ensuite petit à petit. A cette même époque, elle présenta une série de crises nerveuses, sur lesquelles elles ne peut fournir de renseignements précis, et qui ne se sont pas renouvelées depuis lors. Peu après ces accidents, elle fut atteinte d'une chorée. Elle prétend n'avoir jamais rien vu de l'œil droit. Il y a treize ans, elle perdit, une nuit, sans prodromes, subitement, la vue de l'œil gauche, elle s'aperçut seulement à son réveil qu'elle n'y voyait plus. Antérieurement, elle était simplement myope de cet œil. Depuis cet accident, la vue s'est un peu améliorée, et la malade peut avec son œil gauche distinguer la clarté de l'obscurité. Elle a été traitée dans les débuts, par M. Dufour (de Lausanne), qui mettait divers collyres et lui faisait prendre des bains d'œil.

A plusieurs reprises, elle a eu des douleurs articulaires rhumatismales; il y a quatre ans, elle eut un véritable rhumatisme, qui fut soigné dans les hôpitaux de Genève.

Il y a quatre ans environ, elle vit apparaître une douleur dans l'hypocondre droit ; cette douleur était continue, jamais bien vive, sans aucune irradiation vers l'épaule, c'était plutôt une sensation de gêne. Jamais de coliques hépatiques franches.

La malade percevait une tuméfaction arrondie dans son hypocondre droit. Il existait en même temps quelques troubles digestifs. Au mois de juillet 1897, elle entrait à l'hôpital cantonnal de Lausanne, dans le service de M. Roux, qui lui pratiquait une laparotomie médiane sus et sous-ombilicale, dont on voit encore la cicatrice linéaire blanche. A la suite de cette intervention, qui fut de longue durée, la malade fut améliorée, elle ne sentit plus la tuméfaction qu'elle percevait elle-même auparavant. Elle put depuis lors, sans être bien forte, vaquer aux occupations de son ménage, n'éprouvant que de temps en temps, par exemple sous l'influence des efforts, la sensation de gêne dans l'hypo-

20 décembre. — Le ventre est devenu plus douloureux et plus saillant. Matité plus marquée dans les flancs, sensation de flot. Anorexie complète.

2 janvier. — La malade a perdu connaissance, elle pousse des cris douloureux.

Elle s'est beaucoup cachectisée. La coloration ictérique a diminué. Son ventre a grossi, et l'ascite augmenté ; réseau sous-cutané très développé. Abdomen très douloureux à la pression.

3 janvier. — La malade est morte ce matin à 6 heures.

Autopsie. — Ouverture de l'abdomen, écoulement de liquide, adhérence de l'estomac à la paroi, au niveau de la cicatrice.

Epaississement du péritoine, présentant à sa surface de petites granulations. Adhérences des deux feuillets, sauf dans les flancs et le petit bassin, où on trouve du liquide citrin. Pas de tumeur stomacale.

*Foie*. — Volumineux, induré ; périhépatite. Contient de nombreuses gommes, d'un jaune d'or, saillantes sur la coupe, à bords nets circinés, limités par une bande de tissu fibreux. Sur la surface de coupe des gommes on note de petites dépressions dues à l'évacuation de produits de dégénérescence. Certaines gommes bosselent la surface, mais pas d'aspect de foie ficelé. Ces gommes sont plus ou moins volumineuses, depuis un pois jusqu'à une grosse noix, consistance remarquable, certaines sont même calcifiées.

Le parenchyme hépatique est atteint de cirrhose avec petits grains jaunes saillants, sa consistance est nettement accrue.

*Pancréas*. — Atteint de sclérose, contient une gomme vers la partie moyenne.

*Poumons*. — Congestion et emphysème (banals). L'un des poumons contient une petite tumeur (gomme ou tuberculose?) blanche, nacrée, grosse comme une amande, autour d'elle épaississement marqué des travées fibreuses.

*Rate.* — Volumineuse.

Cœur. — Rien, plutôt petit.

A l'aorte, une seule petite plaque d'athérome, l'aorte en général est souple et normale.

*Reins.* — Léger degré de sclérose ; augmentation de consistance ; capsule adhérente.

*Poids des viscères :*

| | |
|---|---|
| Foie. , | 2 k. 500 |
| Cœur | 240 |
| Poumon D. | 680 |
| Poumon G. | 350 |
| Rein D | 130 |
| Rein G | 130 |
| Rate. | 380 |

EXAMEN HISTOLOGIQUE[1]. Un fragment de foie au niveau d'une gomme. Fixation par le liquide de Müller ; coloration par l'hématéïne-éosine.

Plusieurs îlots plus ou moins arrondis, complètement caséifiés représentés par une substance amorphe granuleuse ou vaguement fibrillaire, colorée assez fortement en rose par l'éosine.

Autour de ces îlots est un anneau de tissu fibreux avec lames fibreuses nettement ordonnées autour du bloc caséeux.

Dans les intervalles de ces capsules fibreuses, larges bandes connectives d'un tissu fibreux moins serré, et infiltré de cellules rondes ; ces cellules sont plus ou moins abondantes, suivant les points, et peuvent former de petits nodules nettement périvasculaires.

---

[1] Cet examen a été pratiqué par M. le Dr Cade, au laboratoire d'histologie de la Faculté.

Les vaisseaux capillaires sont assez nombreux et larges, remplis de globules de sang. Certains vaisseaux sont nettement thrombosés. Les canalicules biliaires ont disparu; il n'y a aucune trace de parenchyme hépatique.

## OBSERVATION II (inédite).

### (Clinique de M. le professeur Bondet.)

Observation due à l'obligeance de M. le professeur agrégé Pic.

*Cardiopathie ancienne. — Alcoolisme. — Syphilis hépatique.*

S. J., vingt-huit ans. Peintre-décorateur. Entre le 25 septembre 1899, dans le service de M. Bondet, salle Saint-Augustin, n" 36.

Père et mère en bonne santé; une sœur en bonne santé, un frère mort en bas âge, une sœur morte à dix-neuf ans, d'une fluxion de poitrine qui dura dix jours.

Célibataire.

A vingt-deux ans, chancre spécifique traité à l'Antiquaille. Syphilide papuleuse.

Il a fait des excès alcooliques notables (absinthe surtout), jusqu'à il y a un an, où débuta la maladie actuelle.

Jamais aucun accident de saturnisme, ni coliques, ni paralysies, pas de liséré gingival.

Il est resté trois mois en Algérie, où il n'a eu ni dysenterie, ni impaludisme.

Il n'a jamais eu de rhumatisme.

Pas de chorée.

A dix ans, méningite qui dura trois mois. Pas d'autre maladie.

Le malade raconte que depuis son enfance, il est sujet,

un peu, à l'oppression ; dès qu'il courait il prenait des points, mais il n'avait pas de battements de cœur, jamais d'œdème des jambes.

Il y a huit ans, le malade s'est mis à maigrir, à pâlir, et avait parfois un point au cœur. Un médecin lui dit qu'il avait une maladie de cœur. Il alla alors au régiment, où on le réforma au bout de trois mois pour insuffisance mitrale.

Il y a cinq ou six mois, ses pieds enflaient un peu, et il y a six semaines environ que le ventre, à son tour, augmente de volume.

*Actuellement.* — Le malade est un peu oppressé : œdème des membres inférieurs, surtout marqué aux pieds.

Ascite abondante, tendue ; il y a de la circulation collatérale veineuse.

Le foie semble avoir un volume normal, on ne le sent pas à la palpation.

Battements du cœur réguliers. Dans la région précordiale, on voit à chaque battement une ondulation très marquée. A la palpation, le maximum du choc est dans le troisième espace en dehors du mamelon. Souffle systolique de la pointe, en jet de vapeur, se propageant dans l'aisselle. La pointe se déplace dans les changements de position.

P. = 120.

Jugulaires non dilatées.

Rien aux poumons.

Pas d'albumine dans les urines.

Pas de signes d'infantilisme.

28 septembre. — Urines, de 800 à 900 grammes.

29 septembre. — Urines, 1000 grammes. Densité, 1,020. Urée, 11 grammes ; ni sucre, ni albumine.

30 septembre. — Potion avec salicylate de soude, 1 gramme.

1er octobre. — Urines, 500 grammes. Urée, 1,5.

2 octobre. — Urines, 500 grammes. Urée, 11.

3 octobre. — P. = 120, régulier, l'œdème a augmenté. Théobromine depuis hier.

10 octobre. — On continue la théobromine.

11 octobre. — P. = 120.

12 octobre. — P. = 100.

13 octobre. — Urines, 500 grammes. Urée, 9 grammes.

14 octobre. — Paracentèse abdominale, 7 à 8 litres de liquide verdâtre assez fibrineux. A la suite de la ponction, on sent le lobe gauche du foie faire une saillie à l'épigastre ; il est dur : le lobe droit ne dépasse pas les fausses côtes.

18 octobre. — P. = 100, assez petit.

Urines, 1500 grammes. Urée, 10 grammes.

19 octobre. — Urines, 1500 grammes. Urée, 9 grammes, pas d'albumine.

23 octobre. — Urines, 1500 grammes. Urée, 8 grammes.

24 octobre. — On cesse la théobromine.

8 novembre. — La rate est grosse. Sa matité est accrue.

28 novembre. — Urines : ni sucre, ni albumine. Potion avec iodure de potassium, 1 gramme.

7 décembre. — Souffles anormaux à l'orifice pulmonaire et à l'orifice aortique. Potion avec iodure de potassium, 2 grammes.

3 décembre 1900. — Le malade rentre à la clinique, où M. le professeur agrégé Pic est chargé du service. Le malade qui était sorti le 23 décembre 1899, avait pu reprendre son travail et s'est en somme relativement bien porté jusqu'à cet été. A ce moment le ventre recommença à grossir et les jambes à enfler. Le malade prit au niveau de l'hypocondre droit des points analogues à des déchirements.

Quintes de toux nocturnes suivies de vomissements glaireux ; ni hématémèses, ni hémoptysies, ni épistaxis,

N'a pas souffert des douleurs abdominales qu'il éprouvait l'année dernière. Il a toujours environ deux ou trois selles par jour, composées de matières incomplètement décolorées.

N'a jamais constaté d'ictère.

L'appétit est bon, la langue légèrement saburrale. Un peu de pesanteur stomacale après le repas.

*Actuellement.* — Ascite considérable, ayant amené une véritable éventration au niveau de l'ombilic et de la région sus-ombilicale. Vergetures, dilatation veineuse. Matité. Flot. On ne sent pas le foie. Creux épigastrique douloureux.

Maigreur considérable du thorax ; pas d'œdème appréciable des jambes, le malade dit qu'elles ont désenflé, depuis deux jours qu'il garde le lit.

Face amaigrie, pommettes colorées.

Teinte légèrement subictérique des conjonctives.

Cœur : à la vue, on constate un mouvement de reptation des espaces intercostaux dans toute la région précordiale.

La pointe bat sous le troisième espace, et deux bons travers de doigt en dehors du mamelon.

A la palpation, frémissement présystolique dans toute la région ; à l'auscultation, souffle systolique intense, en jet de vapeur, se propageant bien vers l'aiselle, non dans les vaisseaux du cou.

La pointe et les limites de la matité se déplacent dans les changements de position. Pas de dilatation des jugulaires. Battements artériels visibles au cou.

4 décembre. — Ce matin, on ne sent que très difficilement le frémissement présystolique.

Au poumons, matité aux deux bases, mais le flot lombo-abdominal permet de la rattacher à celle de l'ascite.

12 décembre. — On fait une paracentèse abdominale.

Liquide sérofibrineux abondant, plusieurs litres. Après la paracentèse, on sent facilement *le foie sillonné de dépressions et, entre autres, au-dessous de l'appendice xiphoïde, un petit lobule mobile rattaché au reste de l'organe par un pédicule.*

10 janvier 1901.— L'ascite a reparu, mais moins marquée. L'état général n'est pas mauvais.

## OBSERVATION III

Due à l'obligeance de M. le professeur agrégé Devic, médecin des hôpitaux. Publiée par Ch. Gauthier, interne des hôpitaux *(Province médicale*, 1900).

*Syphilis hépatique sclérogommeuse prise pour une cirrhose alcoolique.*

R... H., âgé de quarante-quatre ans, veloutier, entré à l'hôpital de la Croix-Rousse, service de M. le D<sup>r</sup> Devic, le 30 janvier 1900, décédé le 3 mars 1900.

Pas d'antécédents héréditaires notables.

Personnellement, il a un passé d'intoxication des plus chargés. Il a séjourné dix ans aux colonies, comme soldat d'abord, comme gendarme ensuite. Il a habité successivement, de 1882 à 1892, l'Algérie, la Réunion, Madagascar. Durant cette période, il a fait constamment de *grands excès alcooliques*, buvant par jour jusqu'à douze absinthes et vingt petits verres de rhum. Il eut des manifestations *impaludiques* et fit un séjour de onze mois à l'hôpital pour cela. La fièvre n'était pas réglée, les accès survenaient irrégulièrement. Pas d'accès pernicieux ni de bilieuse hématurique. Enfin, en 1892, durant ses huit derniers mois de séjour aux colonies, le malade eut la *dysenterie*. Cette même année, sur sa demande, il était réformé et revenait en France. Il y est toujours demeuré depuis.

Aucune trace d'*antécédents syphilitiques* avoués.

Depuis son retour en Europe, sa santé a été médiocre ; ses forces affaiblies ne sont jamais revenues à l'état ancien, le travail a toujours été pénible. Cependant, pas de manifestation paludique ou dysentérique. Le malade était devenu sobre.

Depuis un an, un *abcès froid* s'est développé au niveau de l'articulation sterno-claviculaire droite. Le malade s'en est peu inquiété.

Les deux raisons majeures de son entrée à l'hôpital sont l'augmentation de volume de l'abdomen et l'enflure des membres inférieurs, survenues depuis deux mois. Depuis trois semaines surtout, l'abdomen est devenu très volumineux, un peu douloureux ; le malade a ressenti quelques nausées, sans vomir. Ses forces ont décliné peu à peu et, depuis quelques jours, malgré son énergie, il a été obligé de cesser tout travail.

*Examen*. — Le sujet est très amaigri. *Pas d'ictère*. L'abdomen, distendu, volumineux, fait contraste avec le thorax émacié. On trouve les signes d'une *ascite* abondante : matité en croissant, dans les flancs et à l'hypogastre, variable avec les positions imprimées au corps. Sonorité médiane. L'ascite est libre.

Un réseau veineux sous-cutané exagéré se dessine à l'abdomen, il remonte sur le thorax jusque vers les aisselles.

Après ponction de 6550 centimètres cubes, on peut se rendre compte que le foie ne déborde pas les fausses côtes. Le bord supérieure de la matité ne peut être délimité exactement. Le *foie est donc plutôt petit*.

Il ne semble pas que la matité sphénique dépasse la normale.

Le liquide retiré par ponction est clair, citrin. Par le repos on n'obtient qu'un mince dépôt blanchâtre. Densité ; 1019. Une certaine quantité (14 centimètres cube) est prélevée et inoculée à un cobaye, dans le péritoine, par les soins de M. Paul Courmont, dans le laboratoire de M. le professeur Arloing.

Le malade est constipé depuis deux ou trois semaines. La langue est très sale, l'haleine fétide, il y a des lésions de gingivite et de stomatite érythémateuses dans la cavité buccale. Pas de taches pigmentées sur la muqueuse buccale. Le malade a du dégoût pour les aliments, notamment pour le lait. Pas d'autres symptômes dyspeptiques. Pas d'hémorroïdes. Jamais d'émissions sanguines par la bouche ou l'anus.

L'examen des organes thoraciques révèle les particularités suivantes :

Le maximum d'impulsion de la pointe du cœur et l'optimum d'auscultation de ses bruits se trouvent dans le quatrième espace, à un travers de doigt en dedans de la ligne mamelonnaire.

Il n'y a pas de souffle anémique. Les bruits sont réguliers, sans arythmie.

A noter, à l'auscultation des jugulaires, un léger souffle. Pas de pouls veineux.

Aux poumons, en arrière, on trouve aux deux bases de la matité et de l'abolition du murmure avec diminution des vibrations, sans égophonie.

Dans le tiers moyen, des deux côtés, il y a des râles sous-crépitants fins.

Aux deux sommets la respiration est supplémentaire.

En avant, ce dernier phénomène est également marqué,

L'abcès froid développé au-devant de l'articulation sterno-claviculaire droite a les dimensions d'un œuf de poule. Une fois le pus évacué au trocart, on peut constater l'intégrité des deux surfaces articulaires un peu écartées l'une de l'autre. Injection de 5 centimètres cubes de glycérine iodoformée.

Cette collection est la seule manifestation de tuberculose externe qu'ait jamais présentée le malade. Les ganglions ne sont pas hypertrophiés,

Les membres inférieurs sont œdématiés.

Voici la note remise par M. Métroz, pharmacien de l'hôpital de la Croix-Rousse, concernant les urines :

| | | |
|---|---|---|
| Quantité en 24 heures. . . . | 550 centimètres cubes. | |
| Urée { par litre . . . . . . | 20 gr. 46. | |
| { pour les 24 heures. . | 11 gr. 25. | |
| Albumine. . . . . . . . . | *faible quantité.* | |
| Pigments biliaires normaux. | *néant.* | |
| *Urobiline.* . . . . . . . . | *très forte proportion.* | |
| Uroérythrine . . . . . . . | *présence.* | |
| Hémoglobine . . . . . . . | *néant.* | |
| Indican. . . . . . . . . . | — | |
| Scatol . . . . . . . . . | — | |
| Glycosurie alimentaire . . . | — | |

La couleur de l'urine est rougeâtre et rappelle celle d'une urine hématique. Il n'y a pas de globule au microscope.

La proportion d'urobiline est énorme. M. Métroz n'a jamais vu d'urine en contenir autant.

5 février. — Œdème de la verge non douloureux. — On découvre, en examinant les aines avec soin, des cicatrices irrrégulières. Le malade, interrogé à ce sujet, déclare avoir eu, vers l'âge de vingt ans, deux bubons suppurés. Rien dans cette histoire ne permet d'affirmer une syphilis anté-

rieure. L'examen du sang ne révèle aucune altération qualitative ou quantitative de l'équilibre leucocytaire.

15 février. — La température a oscillé autour de 38 degrés pendant les dix premiers jours, puis elle est tombée au-dessous sans jamais y remonter. L'haleine a une odeur marquée d'acétone.

L'état général s'aggrave. Le teint est fiévreux. Le malade a de l'anorexie, il ne peut boire le lait. Quelques vomissements.

20 février. — Le météorisme et l'ascite ont augmenté. Le liquide ascitique, dans les premiers jours qui suivirent la ponction, ne s'était pas reproduit.

La constipation des premiers jours a cédé aux lavements purgatifs, il n'y a pas de mélœna. L'abcès froid ne s'est pas reproduit.

22 février. — *Douleurs* sous-ombilicales intolérables, vomissements répétés, facies péritonéal, pouls petit, accéléré.

24 février. — Mêmes symptômes abdominaux alarmants. Il y a de la *diarrhée*. Commencement d'escarre fessière. Rien aux sommets des poumons. L'obscurité de la base droite s'est encore accentuée; une ponction exploratrice, ramène du liquide citrin.

28 février. — Toujours vomissements incoercibles. Le malade s'affaiblit de plus en plus.

Pas d'ictère.

1er mars. — Depuis trois jours vomissements noirs, marc de café.

3 mars. — Toujours vomissements noirs. Mort.

*Autopsie le 5 mars*. — A l'ouverture de l'abdomen, il s'écoule 10 litres d'un liquide jaunâtre, d'odeur d'acétone. Les anses intestinales sont quelque peu agglutinées entre elles, mais il est facile de les désunir. Elles présentent en quelques points des taches ecchymotiques. La surcharge graisseuse du péritoine est normale, les ganglions ne sont pas hypertrophiés. Ce qui frappe surtout, c'est la disparition du foie sous le diaphragme, contre lequel il est refoulé.

Le grand épiploon paraît ratatiné, recroquevillé, mais ne présente aucune altération macroscopique.

L'*estomac* est de capacité normale. Rien de particulier sur sa surface externe, sauf de petits ganglions dus à la face postérieure.

Sur sa surface interne, nombreuses sigillations sanguines. A la face postérieure, au niveau de la petite courbure, on trouve une ulcération arrondie irrégulièrement, superficielle, limitée par une couronne de points hémorragiques, auxquels adhèrent de petits caillots noirs. Sur d'autres points il y a quelques petites ulcérations de même aspect.

La musculeuse de l'anneau pylorique est épaissie, sans ulcération muqueuse.

Quelques varices à la partie inférieure de l'œsophage. Il y a une ulcération sur la muqueuse du cæcum ; son aspect est celui des ulcères dysentériques du gros intestin.

L'intestin grêle, moins le duodénum, mesure 3 m. 25 de longueur.

Le *foie* pèse 1230 grammes.

Sa forme est absolument anormale, elle est irrégulièrement sphérique. La disposition en lobes droit et gauche, la forme en coupole de la face supérieure, l'apparence concave de la face inférieure, tout cela n'existe plus. La surface hépatique est tourmentée, divisée irrégulièrement, à la façon d'un damier, par de profondes fissures qui se rencontrent sous toutes les incidences. Des nodules blanchâtres, de consistance dure, du volume d'un pois à celui d'une noix, font saillie sous la capsule de Glisson. Quand on fait une coupe de parenchyme à leur niveau, on les voit se prolonger à l'intérieur de l'organe. Leur forme est irrégulièrement arrondie. A leur périphérie il y a une zone opaline peu épaisse, c'est une coque fibreuse, lardacée, qui sert d'enveloppe au nodule proprement dit.

A l'intérieur du foie il y a quantité de ces mêmes nodules; leur disposition est la même.

A la surface extérieure, dans les intervalles laissés libres par les nodules blancs, le foie a l'aspect légèrement clouté, la capsule de Glisson est épaissie.

C'est le foie ficelé typique.

Le cholédoque se laisse cathétériser dans toute son étendue, son calibre est cependant inférieur à la normale, ses parois minces, il n'y a pas de bile, seulement un peu de mucus dans sa lumière.

La vésicule biliaire, adhérente au foie, contient une bile noire, très épaisse ; pas de calculs.

Le *pancréas* n'offre rien à la coupe, sauf un peu de dureté de sa queue. Le Wirsung est libre.

Rien aux *capsules surrénales*.

Aux *reins*, légère atrophie avec aspect pâle e l a su bstance corticale. La capsule n'est pas adhérente. Pas de kystes corticaux.

Les deux glandes pèsent ensemble 270 grammes.

La *rate*, du poids de 340 grammes, a un aspect extérieur flétri, mais elle ne présente rien à la coupe ; sa consistance est normale.

Le *poumon droit* pèse 590 grammes. Son lobe inférieur, atélectasié, ne crépite plus, le lobe supérieur crépite. Pas de cicatrices au sommet. Pleurésie récente à la base et dans les scissures.

Le *poumon gauche*, poids 600 grammes, crépite bien, sauf à l'extrême base qui est atélectasiée. Vieux foyer crétacé, cicatrisé au sommet.

Le *cœur*, poids 210 grammes, est plutôt petit. Léger athérome aortique. Persistance partielle du trou de Botal qui admet facilement un stylet.

Pas d'exostose, notamment sur les os du crâne. Pas de gommes dans d'autres viscères que le foie.

Rien aux testicules.

Voici maintenant le résultat détaillé de l'examen histologique des principales pièces, examen dû à l'obligeance du laboratoire d'anatomie pathologique de la Faculté :

1° *Foie*. — Dans le foie, on constate l'existence d'une sclérose diffuse particulièrement intense ; les travées scléreuses se sont développées à la périphérie des lobules, circonscrivant ainsi des îlots de tissu hépatique, la plupart du temps de très petit volume. Dans certains points même le type de sclérose a tout envahi, par fusion des travées voisines les unes des autres, et c'est à peine si l'on trouve quelques débris de tissu hépatique noyés dans le tissu fibreux.

Ce dernier, arrivé à l'âge adulte, est d'aspect fibrillé, fortement teinté en rose par le carmin, et présentant, sur nombre de points, des vaisseaux de nouvelle formation.

Les vaisseaux des espaces portes, englobés dans la sclérose, ont été par places aplatis et ont même disparu ; dans d'autres endroits on les retrouve, présentant un degré marqué d'endo et de périartérite. Les veines sus-hépatiques sont entourées également d'une zone de sclérose très étendue.

Dans les points où le tissu hépatique persiste, les cellules ont conservé à peu près leur forme et leurs dimensions, mais elles prennent mal le carmin ; dans plusieurs points, on trouve des zones de dégénérescence graisseuse, peu étendues, il est vrai, et des débris pigmentaires disséminés entre les cellules. On ne trouve à peu près pas de néo-canalicules biliaires.

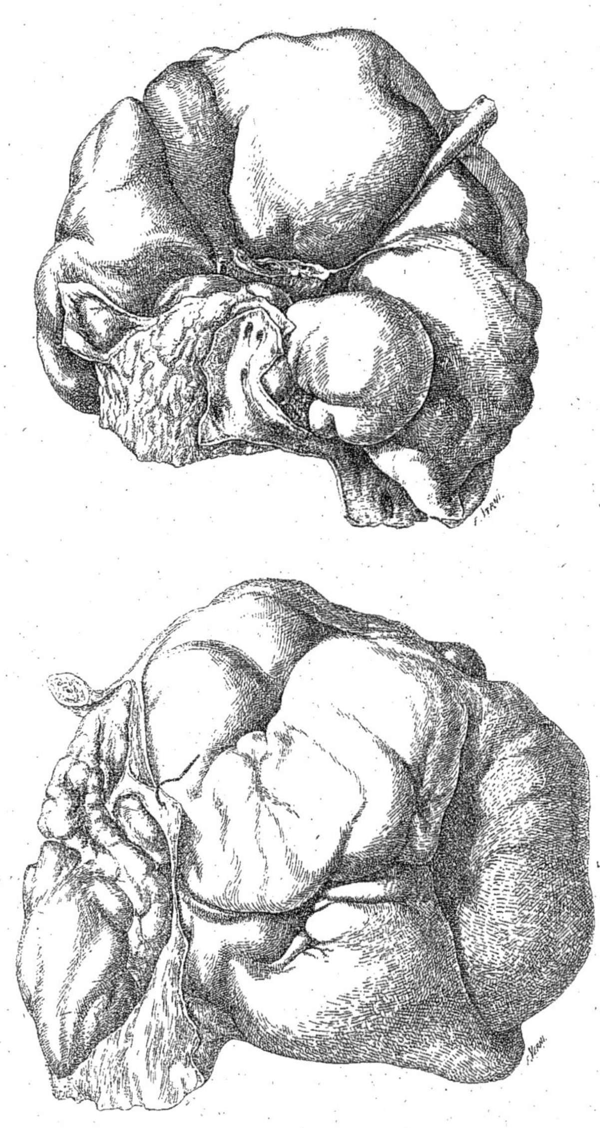

2° *Gommes du foie et tissu voisin.* — La plus grande partie de la préparation est occupée par une nappe diffuse constituée par un tissu d'aspect finement granuleux, uniforme, prenant mal le carmin et ne présentant aucune structure cellulaire nette. Dans certains points, on trouve des hémorragies en nappe peu considérables, sous forme de lacs sanguins, sans trace de parois, et dans d'autres, des amas de cristaux brillants, d'aspect réfringent, rappelant un peu celui de la graisse.

Cette nappe est entourée par une large bande de tissu de sclérose adulte, l'isolant complètement ; au voisinage de ce tissu, on rencontre quelques vaisseaux de petit calibre. Au delà se trouve le tissu hépatique, avec les caractères et l'aspect notés dans les préparations précédentes.

3° *Capsule du foie.* — La capsule de Glisson se présente ici considérablement épaissie, d'aspect fibreux, constituée par une série de trousseaux de volume variable, parallèles les uns aux autres, fortement colorés en rouge par le carmin. Au milieu de ce tissu, on trouve de gros vaisseaux dilatés, gorgés de sang, à parois minces, qui paraissent être des veines ; dans d'autres points, des artérioles coupées en travers ont, au contraire, un calibre rétréci par l'endartérite.

De plus, il existe déjà, dans la capsule, de vastes nappes de sang filant entre les vaisseaux conjonctifs ; mais dans les parties profondes, en se rapprochant du parenchyme hépatique, l'infiltration sanguine est encore bien plus considérable ; elle forme une large nappe ininterrompue, occupant même la superficie des lobules immédiatement sous-jacents. D'une façon générale, le parenchyme avoisinant est moins envahi par la sclérose que la portion étudiée plus haut, on trouve seulement une sclérose débutant dans les espaces portes, mais n'enclavant pas encore les lobules.

4° *Ganglion du hile du foie.* — Le type ganglionnaire se présente avec son aspect normal ; on note seulement un épaississement marqué des travées conjonctives, ainsi que de la capsule, une endartérite nette de tous les vaisseaux, et deux ou trois petites hémorragies interstitielles.

5° *Ganglion de la face postérieure du pancréas.* — Ce ganglion paraît normal. On trouve cependant en son centre une zone n'ayant pas pris le carmin et où les cellules, à contours pleins, présentent un aspect réfringent assez spécial. Les vaisseaux sont normaux.

6° *Estomac.* — Les différentes tuniques de l'estomac sont très nettement distinctes les unes des autres et paraissent augmentées d'épaisseur dans l'ensemble ; la séreuse et la sous-séreuse ont leur aspect normal, présentant seulement quelques hémorragies.

La musculeuse paraît hypertrophiée ; les faisceaux musculaires sont séparés les uns des autres, mal colorés et, dans certains points, disséqués par des trousseaux fibreux provenant d'une large bande de sclérose continue, d'aspect fibrillé, très fortement colorée en rose, et qui occupe toute la surface comprise entre la musculeuse et la muqueuse.

Cette dernière, dans la partie profonde, est absolument infiltrée de sang, sous forme d'hémorragie en nappe, qui file ensuite le long des tubes glandulaires presque jusqu'à la surface.

Dans la profondeur, on retrouve nettement les glandes en tubes, coupées en long ou en travers, avec leurs cellules assez distinctes ; toute la surface, par contre, a subi des phénomènes de digestion et est très altérée.

7° *Pylore.* — Au niveau du pylore, l'aspect général de la coupe est à peu près le même que dans les préparations précédentes, mais on trouve surtout une sclérose très marquée en certains points, prédominant notamment dans la musculeuse, dont les faisceaux sont disséqués, en quelque sorte, par des traînées scléreuses ; la muqueuse paraît normale et l'on n'y relève pas les hémorragies observées sur les coupes de l'estomac proprement dit.

8° *Ulcérations du cæcum.* — En allant de la profondeur à la périphérie, on trouve la sous-séreuse et la musculaire assez modifiées : il existe, en effet, une sclérose diffuse paraissant généralisée, se colorant en rouge intense par le carmin et circonscrivant certains points en de véritables lacs sanguins.

Ailleurs on trouve une hémorragie diffuse s'étant faite en nappe, et se retrouvant jusqu'au niveau de la muqueuse sans affecter aucune disposition régulière.

Quant à la muqueuse, elle est le siège d'une ulcération ne dépassant pas la sous-muqueuse en profondeur, avec des bords taillés à l'emporte-pièce : les glandes de la portion conservée de la muqueuse sont normales avec leur calibre conservé, la disposition rayonnée de leurs cellules et le pertuis central.

Pas de sclérose ni d'atrophie.

9° *Pancréas.* — Le pancréas n'est pas le siège d'altération très manifeste. Considéré dans l'ensemble, il présente sa structure régulière, les acini ayant leur volume normal et leurs rapports habituels. Il ne paraît pas avoir subi d'altérations cadavériques notables ; toutes les cellules ont pris le carmin, et ont conservé leur forme et leurs noyaux fortement teintés en rouge.

Le tissu conjonctif qui unit les différents lobules n'est pas notablement augmenté de volume et a conservé son aspect lâche et peu dense.

Les vaisseaux présentent les lésions les plus notables ; ils ont tous leurs parois épaissies, avec une endo-périartérite

des plus nettes ; aucun d'eux cependant n'est complètement oblitéré. Pas d'hémorragies interstitielles.

Dans l'intérieur des acini, les canaux excréteurs, coupés
en travers, ont leur diamètre normal ; ils ne sont pas ob-
strués par des débris cellulaires et leur épithélium paraît
indemne.

Notons enfin, comme dernier renseignement concernant
le sujet, l'autopsie du cobaye inoculé avec le liquide ascitique. Cet animal, sacrifié tardivement, eu égard à la date
du décès, fut reconnu indemne de tuberculose, le 13 mars,
par M. Paul Courmont.

## OBSERVATION IV

### (Thèse de Bourrel, Paris, 1884.)

*Syphilis hépatique prise pour une cirrhose alcoolique.*

R. R..., quarante-quatre ans, conducteur d'omnibus,
hôpital Tenon, salle Axenfeld, n° 1.

Entre le 9 novembre 1881 dans le service de M. Hu-
chard.

Pas de renseignements sur le père. La mère est morte
d'une affection chirurgicale.

Pas d'antécédents morbides, sauf quelques bronchites
l'hiver.

Hémorroïdes depuis trois ans, donnant lieu à des écoule-
ments sanguins fréquents.

Pas de syphilis.

Alcoolisme avancé ; rêvasseries professionnelles.

Perte de l'appétit depuis deux ans. Vomissements ali-
mentaires fréquents. Lorsque le malade entra à l'hôpital
Tenon, le 9 novembre 1881, il souffrait depuis longtemps

déjà de douleurs abdominales peu vives, plutôt de la gêne. Son ventre était augmenté de volume ; ascite abondante.

On le ponctionne au bout de deux mois de séjour, le 9 janvier 1882 ; on retire 11 litres de liquide. Ce liquide était jaune citrin, transparent, d'une densité de 1,007, à réaction légèrement alcaline, laissant déposer des grumeaux fibrineux. Par la chaleur et les acides, on précipite une grande quantité d'albumine et de phosphate. 6,132. Rien de particulier pour les autres éléments.

L'urine fut examinée plusieurs jours de suite :

17 janvier. — Quantité, 2 litres. Urée totale, 14,20, ni sucre, ni albumine, ni pigments.

19 janvier. — Quantité, 2 litres. Urée totale, 15,87.

20 janvier. — Quantité, 1,500. Urée totale, 13,89.

21 janvier. — Quantité, 2 litres. Urée totale, 11,52.

22 janvier. — Quantité, 1,700. Urée totale, 14,81.

23 janvier. — Quantité, 1,300. Urée totale, 18,96.

26 janvier. — Quantité, 2 litres. Urée totale, 15,87.

30 janvier. — Quantité, 1,700. Urée totale, 11.35.

Depuis, l'urine a souvent été analysée et a toujours présenté les mêmes caractères, c'est-à-dire absence complète d'albumine et de sucre, de matériaux biliaires.

Quantité, 1 litre 5 à 2 litres. Urée, 14 à 15 grammes.

Depuis son entrée jusqu'au 16 décembre 1882, on le ponctionne vingt-quatre fois, à cause de la gêne respiratoire qui survenait dès que le ventre présentait un certain volume et menaçait d'avoir un résultat fâcheux. Le liquide, d'ailleurs, se reproduisait presque immédiatement après la ponction : les paracentèses étaient espacées de deux à quatre semaines. La quantité de liquide variait entre 11 et 16 litres, il avait toujours les mêmes caractères. Comme traitement : iodure de potassium, 2 grammes, et des diurétiques.

1ᵉʳ janvier 1883. — Facies pâle et terreux, amaigrissse-
ment assez marqué du thorax et des membres, contrastant
avec un développement considérable du ventre. Ascite
abondante. La dernière ponction a été faite il y a dix jours.
Système veineux abdominal très développé. A la percussion : diminution du diamètre vertical du foie, dont on ne
peut d'ailleurs atteindre, par la palpation, le bord inférieur.
Augmentation de volume de la rate.

Rien au cœur.

Un peu de congestion aux deux bases. Aux sommets, quelques râles fins ; pas d'hémoptysies, pas de sueurs nocturnes.

Vin diurétique de la Charité. Régime lacté mixte.

12 janvier. — Constipation opiniâtre. Pas d'œdème des
membres inférieurs ni des bourses. L'ascite est considérable
et a augmenté de volume. Depuis un mois, état général
encore moins satisfaisant. Le malade boit une grande quantité de lait.

28 mars. — La gêne respiratoire, quoique produite
moins vite que précédemment, rend l'intervention néces-
saire. Issue, par la paracentèse, d'un liquide citrin, clair,
transparent, ne contenant ni pus ni fausses membranes.
Précipitation d'une grande quantité d'albumine par la chaleur et les acides.

29 mars. — Rien de particulier après la ponction. Le
malade a été très calme cette nuit, la respiration est bien
moins gênée ce matin. Pas de douleurs dans l'abdomen.

25 avril. — Le liquide, qui s'est reproduit presque tout
de suite après la ponction évacuatrice, est devenu assez
abondant. La constipation persiste, et le malade ne peut
aller à la selle que par lavements.

L'état général n'est pas mauvais, le malade mange
mieux que dans les premières périodes de la maladie ; les
vomissements ne se sont pas reproduits.

Les urines ne contiennent ni sucre ni albumine, mais sont un peu moins abondantes qu'à l'état normal.

24 juillet. — Le malade sort quelque temps. Nouvelle paracentèse abdominale. Dans l'intervalle du 24 avril jusqu'à ce jour, le malade a été ponctionné plusieurs fois.

Aujourd'hui l'ascite est assez abondante, la paroi abdominale est infiltrée, œdématiée. OEdème du tissu cellulaire de la verge et du scrotum.

Rien au cœur.

Un peu d'œdème aux deux bases des poumons.

La paracentèse donne issue à 7 litres de liquide semblable à celui que l'on avait extrait précédemment : clair sans pus ni fausses membranes.

Un quart d'heure après la ponction, le malade est pris de violentes quintes de toux ; il rend la valeur de deux crachoirs et demi de crachats, clairs et transparents à la partie inférieure du vase, spumeux au contraire à la partie superficielle. Dans toute la poitrine s'entendent de gros râles, qui font place à des râles assez fins aux bases des deux poumons.

25 juillet. — L'expectoration d'hier a disparu. Rien de particulier au niveau de l'abdomen. L'œdème des bourses et de la verge a bien diminué.

27 août. — Nouvelle ponction : plusieurs litres de liquide. L'expectoration ne s'est pas reproduite.

19 septembre. — Paracentèse abdominale : 8 litres et demi de liquide.

14 décembre — Le malade meurt subitement. Il avait eu, deux jours auparavant, quelques vomissement bilieux sans fièvre ni douleurs abdominales.

AUTOPSIE. — Cavité thoracique. Les poumons ne sont pas tuberculeux, comme on l'avait soupçonné à cause des râles des sommets. Aux bases, splénisation assez marquée. Les portions de poumon mises dans l'eau vont au fond du

vase. Les plèvres présentent des adhérences très solides à
la partie inférieure, principalement à l'espace qui sépare le
diaphragme de la face inférieure concave du poumon.

Rien au cœur.

*Abdomen.* — Issue d'une grande quantité de liquide
ascitique, jaune citrin, contenant en suspension quelques
flocons de fibrine. Traces de péritonite récente. Péritoine
épaissi, d'un blanc mat ; son épaisseur est surtout marquée
dans la portion supérieure ou ombilicale, où il atteint un
centimètre.

L'intestin grêle et le gros intestin sont presque entière-
ment recouverts d'une coque dure qui les immobilise. La
gaine du bord libre du gros intestin est infiltrée de sérosité. Cette péritonite chronique a surtout porté sur la zone
supérieure du péritoine, car à mesure que l'on approche
du détroit supérieur, la séreuse reprend peu à peu son
aspect normal. Les traces de l'inflammation chronique sont
à peu près nulles dans le petit intestin. Le grand épiploon
est ratatiné, fixé à la paroi abdominale antérieure. Ainsi
est formée une loge supérieure, au fond de laquelle est fixé
l'estomac, au milieu du tissu épaissi qui l'immobilise.
Aussi, pour enlever cet organe, doit-on le sculpter, pour
ainsi dire, dans du tissu de nouvelle formation.

A droite de cette loge est le foie, recouvert d'une épaisse
couche de fausses membranes. Des brides de formes diverses, de larges bandes cloisonnent la cavité abdominale,
allant du péritoine viscéral au péritoine pariétal ; des loges
complètement closes sont ainsi formées, remplies de liquide
absolument semblable à celui qui est sorti à l'ouverture de
l'abdomen.

*L'estomac* ne présente rien de particulier à signaler ; un
peu de pointillé sur la muqueuse, vers les orifices. Pas de
varicosités dans les veines.

*Foie* complètement recouvert d'une coque péritonéale épaisse qui passe sur la face supérieure, sur son bord antérieur et sur sa face inférieure jusqu'au hile. Epaississement remarquable des ligaments coronaires et triangulaires. Le hile du foie est visible seulement après avoir enlevé le péritoine, qui applique fortement la veine porte et les conduits voisins contre la paroi postérieure de l'abdomen. Les adhérences entre le foie et le péritoine hépatique sont d'ailleurs assez peu résistantes, et on peut, après avoir fait une incision sur la séreuse jusqu'au foie, passer le doigt par l'ouverture et, après quelques tatonnements, décortiquer celui-ci assez facilement.

La *surface du foie* présente une coloration brune : son aspect diffère absolument de celui du foie normal ; ses dimensions n'ont guère varié ; cependant son poids est de 1300 grammes environ.

La *face supérieure* est irrégulière, deux grands sillons, partant à peu près du niveau de l'insertion du ligament suspenseur, se dirigent en arrière en divergeant, et limitent ainsi une surface triangulaire à sommet antérieur, à bord postérieur. Il y a donc trois grands lobes divisant la surface supérieure du foie : un droit, représentant à peu près l'ancien lobe droit du foie ; un lobe gauche, qui n'est qu'assez peu modifié et dont le volume, par rapport à celui du lobe droit, est relativement plus grand qu'à l'état normal, et un lobe moyen formé par les deux sillons. Deux sillons plus petits divisent les principaux lobes plus profondément, et presque tous ont une direction divergente, naissant à l'arrivée du ligament suspenseur du foie.

Le *bord antérieur* est déchiqueté, irrégulier ; la forme est à peu près conservée à droite, un peu moins peut-être à gauche. Deux sillons assez profonds, venant de la face inférieure et se dirigeant en haut et à gauche, le divisent en trois portions. Donc, c'est au niveau de sa partie moyenne que le bord antérieur du foie est déformé. Toute cette partie semble avoir disparu et est remplacée par un creux irrégulier, anfractueux, où convergent les trois lobes que nous avons indiqués sur la face supérieure du foie. L'écartement entre les sommets de ces lobes est d'ailleurs assez grand; le ligament suspenseur est déjeté, et semble avoir été reporté en arrière et vers la gauche.

La *face inférieure* du foie est assez régulière sur les côtés, à part quelques sillons qui le lobulent légèrement à droite et à gauche; mais sur sa partie médiane, l'aspect normal a disparu, le hile est déprimé. Le lobe carré ou lobe antérieur n'existe plus, ce qui fait que la vésicule biliaire est libre sur presque toute sa surface. En arrière de cette portion médiane existe une surface creusée entre les deux côtés droit et gauche de la face inférieure, où l'on ne peut plus reconnaître la disposition normale. On y voit des lobules extrêmement irréguliers, et le lobe de Spigel, ou éminence porte postérieure, est à peu près complètement disparu. Lorsqu'on pratique une section perpendiculairement à la surface d'un de ces sillons, on voit au fond de chacun d'eux, la coupe d'un tractus fibreux.

La veine cave est perméable, un peu déprimée.

L'altération de la forme du foie n'est pas seulement causée par le sillonnement indiqué, en outre existent des *nodosités* faisant une certaine saillie à la surface du foie. Leur coloration est d'un brun jaunâtre, qui tranche franchement sur le fond rouge brun de l'organe. Ces tumeurs sont dures, résistantes, nullement ramollies ni fluctuantes, elles sont disséminées un peu partout, aussi bien sur la face supérieure que sur la face inférieure du foie, isolées ou réunies par groupes de deux ou trois. Leur volume varie depuis celui d'une tête d'épingle à celui d'une noisette. Ces masses s'observent plus nettement encore quand on pratique une section du foie à leur niveau. On en voit alors qui sont situées au-dessous de la capsule de Glisson qui les couvre, d'autres sont dans l'épaisseur du parenchyme. A la coupe, elles font une saillie d'une couleur blanchâtre. Elles sont entourées d'une zone plus pâle, d'aspect fibreux, formant enveloppe aux noyaux précités et réunissant plusieurs nodules agglomérés dans une gangue commune.

Ce foie n'est nullement granulé, comme dans le cas de la cirrhose alcoolique.

Les *reins* sont petits, granuleux, rouges, avec de petits kystes.

*Rate* volumineuse. Crie à la coupe et présente un aspect fibreux.

Pas de lobulation particulière, pas de cicatrices à la surface.

Périsplénite.

État du cerveau pas constaté.

EXAMEN DE SABOURIN. — L'aspect du foie, globuleux, noir, ficelé, à surface irrégulière, bosselée, est dû à la présence de gommes conglommérées par places et de foyers d'hyperplasie nodulaire interposés entre ces dernières sur la surface de l'organe. Les gommes ont l'apparence classique, beaucoup sont fortement enkystées, et la coupe de ces masses agglomérées a cet aspect de mosaïque que prennent les tumeurs caséeuses du foie. D'autres gommes plus petites, souvent isolées, sont plus jaunes, pas enkystées, et la distinction d'avec les tubercules ne peut se faire que par la présence des gommes enkystées.

Les nodules d'hyperplasie, de volume variable, isolés ou agglomérés, avec leur couleur brun grisâtre, ressemblent beaucoup à des tubercules ou à des gommes non enkystées et certainement, à un premier coup d'œil, on a pu croire que le foie contenait beaucoup moins de gommes qu'il n'en contenait en réalité.

*Au microscope.* — Les gommes syphilitiques enkystées n'ont rien de spécial, si ce n'est que beaucoup sont en voie d'évolution, ce qui permet d'en suivre la formation, chose assez rare.

En dehors de ces gommes, ce foie présente un mélange de toutes les lésions diverses qu'on rencontre dans les cirrhoses dites syphilitiques.

1° Hyperplasie nodulaire, soit en petits foyers, soit en territoires vastes.

2° Le système porto-biliaire est atteint dans toute son étendue d'hyperplasie conjonctive, avec quelques nodules de cirrhose parenchymateuse.

3° Lésions sus-hépatiques, soit sous forme d'ectasie capillaire et d'atrophie trabéculaire périsushépatique, soit véritables nodules d'hyperplasie trabéculaire.

Les artères offrent de la péri-artérite, de l'hypertrophie de la tunique moyenne, mais surtout de l'endartérite végétante. Tantôt ce sont de simples bourgeons à large base qui rétrécissent la lumière du vaisseau, tantôt c'est une obstruction complète.

## OBSERVATION V

(Lancereaux, *Traité de la syphilis*, p. 369.)

*Syphilis hépatique prise successivement pour un cancer*
*de l'estomac et une péritonite tuberculeuse.*

H..., âgé de quarante-trois ans, entre à l'hôpital de la Pitié, le 7 janvier 1860, salle Saint-Paul, n° 16.

C'est un homme petit, mais bien constitué, il n'accuse

jamais aucune maladie antérieure. Il raconte que son père mourut aliéné et que sa mère succomba à la suite d'un rhume.

A vingt et un ans, H... eut une gonorrhée et un bubon, bien qu'il n'eût pas eu de chancre. Il est probable que le bubon se liait à l'existence d'une lésion spécifique. Jamais de taches ni de boutons sur la peau.

Il y a cinq ans, il vit apparaître des tumeurs multiples sur le cuir chevelu et fut traité par un médecin de Lyon, qui diagnostiqua des tumeurs gommeuses, et lui fit subir un traitement spécifique.

Le traitement fut continué pendant quinze jours seulement; six semaines plus tard, les tumeurs avaient complètement disparu. Des dépressions plus ou moins profondes, restèrent à la place de ces tumeurs, l'une d'elles occupe le sommet de la tête, les autres se voient à la racine des cheveux.

Au moment de son entrée à l'hôpital, ce malade accuse une violente céphalalgie, qui date de quinze jours environ; il a perdu ses forces, il est amaigri, a une teinte sale, un peu bronzée, de toute la surface cutanée, et particulièrement de la face. Les jambes ne sont pas œdématiées, mais les veines sous-cutanées abdominales sont dilatées, et la cavité du péritoine contient une certaine quantité de liquide.

Le foie déborde le rebord des côtes, surtout à l'épigastre au niveau de son petit lobe, et en ce point il est facile de sentir une ou plusieurs saillies, dures et résistantes. Le lobe droit ne présente rien de bien spécial. La rate est un peu volumineuse; les urines n'offrent rien à noter; les digestions sont lentes et difficiles, il y a de la diarrhée depuis plusieurs jours. Les poumons paraissent intacts.

On diagnostique une *affection cancéreuse* du foie et proba-

blement de l'estomac, un traitement est institué en consé-
quence. Cet état persiste durant plusieurs jours, sans chan-
gement appréciable.

Vers la fin de janvier, les veines sous-cutanées de l'abdomen deviennent plus apparentes, une plus grande quantité
de sérosité s'épanche dans la cavité péritonéale, les intestins
se météorisent et l'abdomen prend des dimensions énormes ;
les membres inférieurs sont œdémateux, et contrastent par
leur volume avec la petitesse des membres supérieurs.

L'amaigrissement est de plus en plus considérable ; le
malade a des épistaxis multipliés ; il tousse un peu et a des
crachats sanguinolents ; néanmoins, malgré le soin avec
lequel on l'examine, il est impossible de trouver au sommet
des poumons les signes positifs d'une lésion tuberculeuse.

L'appétit est en partie conservé, la diarrhée disparaît et
revient plus tard, il n'y a pas de vomissements.

Le diagnostic ne paraît pas devoir être modifié malgré
l'apparition de ces nouveaux phénomènes, l'amaigrissement
et l'état de cachexie semblent, d'ailleurs, le confirmer.

Dans ces conditions, un de nos amis, aujourd'hui médecin des hôpitaux, soumet le malade à un examen sérieux et
diagnostique une péritonite tuberculeuse (la tumeur hépatique ne pouvant plus être explorée, depuis le développement de l'abdomen). Quoi qu'il en soit, loin de s'améliorer,
l'état de notre malade s'aggrave de plus en plus et il tombe
dans le marasme le plus absolu ; il est en outre menacé
d'asphyxie, par le développement disproportionné de son
abdomen et vers la fin de mars on s'attend à le voir suc-
comber d'un jour à l'autre. Il n'en est rien cependant.

Le 6 août, à notre grand étonnement, le ventre avait
diminué de volume, et trois semaines plus tard il avait à
peu près repris son volume normal, sans que la moindre
médication active ait été employée.

Après la disparition de l'ascite, on put encore sentir la tumeur hépatique, mais elle était beaucoup moins saillante et moins dure, et peu de temps après elle devint inappréciable. A partir de cette époque, l'appétit devint meilleur, la figure du malade n'exprime plus le même état de souffrance, et l'embonpoint reparaît peu à peu.

L'abdomen reste toujours un peu développé, mais le malade se lève et demande son passage à Vincennes.

Il sort le 5 juin, se plaignant alors seulement de fourmillements dans la cuisse et de crampes dans la jambe gauche. Frappé d'une guérison aussi inattendue, je voulus faire un nouvel examen de ce malade avant son départ, alors seulement je reconnus l'altération des os du crâne, et je fus mis sur la véritable voie de la maladie. Avec une perspicacité plus grande, je serais arrivé plus tôt, sans doute, à ce diagnostic.

La maladie syphilitique une fois admise, la lésion hépatique devait lui être rattachée, et alors l'indication thérapeutique était formelle.

Le 24 juin suivant, H... se présenta de nouveau à l'hôpital. Le foie débordait très peu le rebord costal, il offrait manifestement quelques irrégularités à la région épigastrique, et il semblait qu'il y eût un léger relief au niveau de l'ancienne tumeur. L'ascite avait complètement disparu, la teinte bronzée de la peau persistait encore, la toux n'existait plus, le malade avait repris l'embonpoint et sa santé générale n'était pas mauvaise.

A cette époque il eut le sein gauche tuméfié et douloureux, puis bientôt tout disparut. Des douleurs se firent sentir dans le mamelon droit, mais sans suite ; il survint un peu de dureté qui persista.

Le malade sortit le 18 août.

Le 27 septembre, il rentre à l'hôpital accusant de

violentes douleurs de tête avec exacerbation nocturne ;
il existait encore une exostose au sommet de la tête.
Cette tumeur, qui finit par acquérir le volume d'un œuf, fut
combattue par l'iodure. Deux jours plus tard, le malade
reprenait manifestement de l'embonpoint, le foie ne
débordait plus, n'était plus bosselé. La guérison était
complète.

### OBSERVATION VI (résumée).

(Mauriac, *Traité de la syphilis tertiaire*, p. 777).

*Syphilis hépatique confondue avec un cancer du foie
et de l'estomac.*

D..., malade de ville, d'une cinquantaine d'années, vigou-
reusement constitué, gros sans être obèse, et extrêmement
arthritique.

A dix-sept ans, chancres à la verge, qui furent suivis,
paraît-il, de manifestations légères sur la peau et sur les
muqueuses. Taches sur le front ; boutons sur le corps.

Quinze ans après, deux nouveaux ulcères sur les parties
génitales ; ils furent déclarés spécifiques, mais ne furent
suivis d'aucune manifestation spécifique, cutanée, muqueuse, ou autre.

A la vingt-quatrième année de la syphilis, le malade se
mit à souffrir du foie et de l'estomac, à maigrir considérablement. Bientôt, il était en pleine cachexie, teint plombé,
terreux, sans aucune suffusion ictérique. Maigreur extrême,
perte des forces.

Le professeur Straus diagnostique un cancer du foie et
de l'estomac ; il existait en effet une tumeur volumineuse,

bosselée, à trois ou quatre travers de doigt au-dessous des fausses côtes, le long du bord externe du muscle droit.

Ascite moyenne. Diarrhée.

Le malade alla faire une saison à Royat, où les médecins déclarèrent bien qu'il s'agissait d'une affection cancéreuse. A Cannes, on fut du même avis qu'à Royat, ainsi qu'à Nice. Pendant que D. était dans cette ville, il commença à éprouver une douleur sourde au bras gauche. Son médecin appelé fit le diagnostic d'exostose syphilitique et administra de l'iodure. L'effet de ce médicament fut presque instantané et réellement merveilleux. Il fit disparaître, comme par enchantement, les troubles hépatogastriques, arrêta le marasme, et dissipa, comme à vue d'œil, la grosse tumeur abdominale. Les accidents causés par le pseudo-cancer disparurent et, au bout de deux mois, la santé était redevenue telle qu'elle était auparavant.

## OBSERVATION VII (résumée).

(Murchinson, *Traité des maladies du foie*, Obs. CLII.)

*Diagnostic porté : péritonite tuberculeuse
ou néoplasique.*

Homme de soixante-sept ans. Jamais de rhumatisme aigu, d'hydropisie, d'ascite, ni d'hémorroïdes.

Léger degré d'alcoolisme.

Pas de syphilis.

Un mois et demi avant son admission, il reçoit un traumatisme sur la tête ; une semaine après, il s'aperçoit que le ventre commençait à grossir. Se met à vomir les aliments.

Amaigrissement considérable depuis lors.

Epanchement péritonéal diminuant la matité du foie.

Rate normale.

Pas de réseau veineux sous-cutané.

*Diagnostic.* — Péritonite tuberculeuse ou néoplasique.

AUTOPSIE. — Péritonite ayant aggloméré les anses du grêle.

Pas de dépôts tuberculeux ou cancéreux.

*Foie* petit. Adhérence de la capsule. Dépressions ressemblant à des cicatrices. Nombreux dépôts arrondis, jaunes et opaques, les plus gros du volume d'une noix. Les uns font saillie et les autres non.

A l'examen *histologique :* prolifération embryonnaire, avec sclérose voisine.

Endartérite et périartérite.


## OBSERVATION VIII (résumée.)

(Virchow, *la Syphilis constitutionnelle*, obs. VI).

*Diagnostic.* — *Péritonite.*


Garçon, dix-huit ans, pas d'antécédents spécifiques.

Rhumatisme articulaire. Mal de Bright. Ascite. Albuminurie.

Mort dans le coma avec des symptômes de péritonite.

AUTOPSIE. — Cicatrice du pharynx.

Adhérences péritonéales anciennes entre le foie et le côlon.

Péritonite récente.

*Foie* déformé, diminué de volume. Disparition du lobule de Spigel. Dépressions profondes et lobulation, surtout à gauche. Les sillons convergent vers le ligament suspenseur du foie.

Gommes isolées ou groupées à la surface ou dans le parenchyme, sèches, jaunâtres, d'aspect caséeux.

Rate volumineuse.

## OBSERVATION IX (résumée).

(Virchow, *la Syphilis constitutionnelle*, obs. VI.)

*Diagnostic primitif. — Cancer du foie.*

Homme, quarante-quatre ans, pas d'antécédents spécifiques.

Ascite. Hydropisie.

La paracentèse de l'abdomen permet de sentir un foie déformé, marronné, qu'on prend pour un foie cancéreux.

A l'AUTOPSIE. — Péritonite chronique.

Veine porte normale.

Adhérences du foie, surtout en arrière. Augmentation du volume du lobe gauche. Diminution du lobe droit.

Bosselures sur toute la surface, ayant l'aspect de gommes cicatrisées, allant du ligament suspenseur à la veine porte.

## OBSERVATION X (résumée).

(Raymond, *Bulletin de la Société anatomique*, février 1874.)

*Syphilis hépatique prise pour une péritonite.*

Homme de quarante-six ans. Pas de syphilis dans les commémoratifs.

Foie volumineux et douloureux,

Ascite assez considérable.

Albuminurie.

Ponction, 9 litres liquide citrin contenant des débris granuleux.

Pendant plusieurs jours, issue de liquide par la plaie.

Mort par péritonite.

Autopsie. — Tractus conjonctifs intra et périlobulaires, gommes nombreuses.

## OBSERVATION XI (résumée).

(Gaucher, *Bulletin de la Société anatomique*, 1879.)

*Diagnostic primitif. — Cirrhose atrophique vulgaire.*

Femme de vingt-sept ans. Pas de syphilis avouée. Pas de stigmates. Ascite depuis un an. Deux ponctions. Issue d'un liquide clair et limpide comme le vin blanc. Sonorité dans le flanc droit et matité sur la ligne médiane, ayant fait croire à un kyste de l'ovaire.

Ascite et développement veineux abdominal.

Cachexie. Œdème des jambes.

Jamais d'ictères, ni de sueurs.

Les symptômes sont ceux d'une *cirrhose atrophique vulgaire.*

Mort par péritonite, à la suite d'une ponction.

Autopsie. — Péritonite récente. Périhépatite ancienne. Épaississement et rétraction de la capsule de Glisson.

*Foie* déformé, irrégulier, bosselé. Chaque bosselure, dont les dimensions varient du volume d'un pois à celui d'une noix, est constituée par du tissu fibro-caséeux ayant à l'œil nu et au microscope les caractères des gommes syphilitiques.

## OBSERVATION XII (résumée).

(Leduc, *Société anatomique*, 1886.)

*Syphilis hépatique prise pour une ascite.*

X..., malade atteinte de syphilis depuis vingt-cinq ou trente ans, sans accidents tertiaires graves.

Alcoolisme léger.

Entre à l'hôpital pour des douleurs et une augmentation de volume de l'abdomen.

À l'entrée, ascite considérable.

Foie difficile à délimiter avant la ponction, est dur et diminué de volume. Pas d'ictère.

Rate volumineuse.

Urines chargées en urates, ni sucre, ni albumine.

Mort en vingt-quatre heures, par une hématémèse abondante.

Autopsie. — Lésions hémorragiques de l'estomac et de l'intestin.

Thrombose de la veine porte.

Foie d'un jaune clair, sillonné par des tractus fibreux, immobilisé par des adhérences.

*Vrai foie ficelé.*

## OBSERVATION XIII (résumée).

(Litten, *Société berlinoise de dermatologie et syphiligraphie.*)

*Diagnostic. — Chondro-sarcomatose généralisée.*
Jeune femme, montre immédiatement après son mariage

des œdèmes énormes qui sont considérés comme signe d'une néphrite, car on trouve dans les urines une quantité considérable d'albumine.

Bientôt, apparition de tumeurs ayant leur siège au niveau du sterno-cleido-mastoïdien et dans les plans profonds du bras gauche.

Le bord inférieur du foie est farci de tumeurs.

Litten fait le diagnostic de *chondro-sarcomatose généralisée*.

La malade succomba sur ces entrefaites, à la suite d'un accouchement prématuré, provoqué à cause des œdèmes.

Autopsie. — *Foie ficelé*, avec deux grosses tumeurs.

Observations où l'on porte le diagnostique de syphilis hépatique scléro-gommeuse et où l'autopsie montre l'existence d'une autre affection.

## OBSERVATION XIV (résumée).

### (Lacombe, thèse de Paris 1874.)

X... entre à Lariboisière.

Pas d'antécédents héréditaires.

Pas d'antécédents personnels, sauf une syphilis datant de quinze ans. Le malade porte sur le gland une cicatrice de chancre.

Accidents secondaires certains.

Début de l'affection actuelle, il y a deux ans, par des troubles digestifs, de l'ascite.

A l'entrée, œdème des membres inférieurs. Ascite. Aspect cachectique. A l'abdomen, on constate dans l'hypocondre droit une tumeur dure, volumineuse, bosselée, M. Milliard fait le diagnostic de syphilis hépatique.

Le traitement reste inefficace.

L'œdème se généralise, la diarrhée survient et le malade meurt rapidement.

A l'AUTOPSIE. — Kyste hépatique de volume moyen dans le lobe droit. Au-dessous, dans l'épaisseur du mésocôlon petits kystes gros comme des abricots formant un véritable chapelet.

## OBSERVATION XV (résumée).

(Gerhardt, *Semaine médicale*, 1898.)

Malade âgé entre à l'hôpital. Avoue avoir contracté la syphilis; on constate une ulcération profonde de l'épiglotte.

Ictère. Gros foie, dur. Boucle semblant se prolonger au dehors de son bord inférieur, par une tumeur bosselée, dure, proéminente.

*Diagnostic*. Syphilis hépatique.

Traitement : I K et Hg; pas de résultat.

Le malade succombe brusquement, avec les symptômes d'une hémorragie interne.

AUTOPSIE. — *Vaste anévrisme de l'artère pancréatico-duodénale*, rempli de caillots.

## OBSERVATION XVI (résumée).

(Gerhardt, *Semaine médicale*, 1898.)

Femme âgée. Mari syphilitique, atteint de syphilis du foie.

Présente une tuméfaction de la région hépatique.

Le foie est bosselé. Pas d'ascite. Pas d'ictère.

Traitement à l'iodure, sans résultat.

*Ponction*. — On retire du liquide eau de roche, avec des crochets d'échinocoques.

Opération : évacuation du kyste hydatique. Guérison.

# CONCLUSIONS

I. Le foie peut offrir des lésions variables, au cours de la syphilis acquise tertiaire. Les principales sont :

1° Gommes. — Les gommes isolées sont rares, et s'accompagnent toujours d'une sclérose périphérique.

2° Cirrhose. — La cirrhose isolée est exceptionnelle et habituellement il y a au moins des gommes miliaires.

3° Sclérogomme. — La forme sclérogommeuse avec prédominance de la sclérose ou de la gomme, donnant alors un aspect, une forme et un volume variables.

II. Le foie sclérogommeux donne des manifestations cliniques qui permettent en général le diagnostic de la localisation des lésions, mais rarement celui de leur nature.

III. Si la notion des antécédents spécifiques est absente, s'il n'existe aucun stigmate d'une autre localisation tertiaire, et à plus forte raison s'il y a des causes multiples d'affection hépatique (intoxication alcoolisme, infections, paludisme, etc.), on leur attribue à tort le tableau morbide et on fait le diagnostic de foie

paludéen, ou de cirrhose alcoolique, ou de foie cardiaque, ou de cancer secondaire du foie, etc.

IV. Cependant il est des signes qui doivent faire penser à l'hépatosyphilose sclérogommeuse.

1° En premier lieu la dureté et les irrégularités de
la surface du foie. C'est là le signe le plus important.

2° L'ascite peut avoir une apparition tardive, une
évolution anormale (subaiguë par exemple).

8° Les douleurs sont fréquentes et parfois très vives.
Périhépatite.

4° L'affection a une durée plus longue et peut présenter des accalmies.

V. Le traitement spécifique ne peut, si les lésions
sont suffisament avancées et à grande prédominance
scléreuse, constituer une pierre de touche suffisante.

# BIBLIOGRAPHIE


Bech, Hépatite syphilitique. Ascite. Guérison (Gazette des Hôpitaux, 1885).

Biermer, Ueber Syphilis und Milz (Zweicher Zeitschrift für Heil kunde, t. I, p. 119, 1862).

Bourrel, Contribution à l'étude de la syphilis hépatique (th. de Paris, 1884).

Chauffard, Traité de médecine.

— Rapport au Congrès de Moscou, 1897.

Chvastek, Ueber syphilitische Hepatis : Leber Syphilis (Vurjahrs-chrift für Dermatologie und Syphiligraphie, p. 225, 1881. Traduction dans les annales de Doyon, 1882).

Cornil, Leçons sur la syphilis. Paris, 1879.

Delavarenne, Essai sur la syphilis du foie (th. de Paris, 1879).

Gerhardt, La syphilis du foie chez l'adulte (Semaine médicale, 1898).

Gilbert et Hanot, Traité des maladies du foie, 1887.

Gilbert, Traité de médecine et de thérapeutique, 1898.

Goldstein, Beitrag zur Leber Syphilis (Berlin klinik Vochen-schrift, 8 mai 1876).

Gubler, Altérations du foie chez les sujets atteints de syphilis (Bulletin de la Société de biologie 1853).

Herard, De la syphilis du foie, 1863 (Union médicale).

Lacombe, Etude sur les accidents de la syphilis hépatique chez l'homme (th. de Paris, 1873).

Lancereaux, Sur les cicatrices du foie (Bulletin de la Société anatomique, 1862).

— Des lésions viscérales syphilitiques (Gazette hebdomadaire, 1864).

— Traité de la syphilis, 1866.

— Traité des maladies du foie et du pancréas.

Leduc, Cirrhose hépathique d'origine syphilitique (Chronique médicale, 1871).

Leroux, Syphilis du foie (Bulletin de la Société anatomique, 1885).

Leudet, Recherches cliniques sur l'étiologie, la curabilité de la syphilis hépatique (Archives générales de médecine, février 1800).

Litten, Société berlinoise de dermatologie et syphiligraphie, 1895 (Annales de Doyon, 1895).

Mauriac, Traité de la syphilis tertiaire, Paris, 1899.

— Journal du Praticien, 1889.

Murchinson, Syphilis lisease of the lever diaphragm and dura mater (Lancet, 1861).

Rendu, Foie, article Syphilis hépatique du Dictionnaire encyclopédique, 1877.

Riegel, Zur Casuistik der Misbildunge der Leber (Deutsche Archiv für kliniker Medecin, t. XI, p. 113).

Virchow, Syphilis constitutionnelle (traduction Picard, Paris, 1860).

Wagner, Archiv für Heilkunde, t. V, p. 121, 1869.

# TABLE


Avant-propos . . . . . . . . . . . . . . . . . . . . 5

Introduction . . . . . . . . . . . . . . . . . . . . 7

Chapitre premier. — Symptômes de l'hépatosyphilose sclérogommeuse . . . . . . . . . . . . . . . . . . . 9
    Période hypertrophique . . . . . . . . . . . . . 9
    Période atrophique . . . . . . . . . . . . . . 12

Chapitre II. — Diagnostic . . . . . . . . . . . . . 17

Chapitre III. — Diagnostic différentiel . . . . . . . 22

Chapitre IV. — Anatomie pathologique de l'hépatosyphilose sclérogommeuse. . . . . . . . . . . . . . . 29

Chapitre V. — Observations . . . . . . . . . . . 36

Conclusions . . . . . . . . . . . . . . . . . . . 79

Index bibliographique . . . . . . . . . . . . . . 81

www.ingramcontent.com/pod-product-compliance
Ingram Content Group UK Ltd.
Pitfield, Milton Keynes, MK11 3LW, UK
UKHW020947140726
13695UKWH00003B/1266